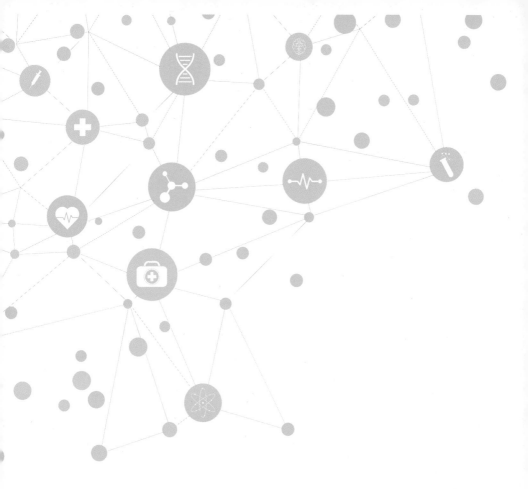

# 혁신기술과
# 차세대의료

대한의학회

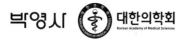
박영사    대한의학회
Korean Academy of Medical Sciences

    대한의학회는 1966년 '분과학회 협의회'로 출발하여 2020년 11월 현재 189개 회원학회가 가입되어 있는 우리나라 의학의 중심 학술단체이다. 의학은 여러 기초과학과 공학, 인문학 등 다양한 학문의 융합이 이루어지는 학문으로, 어느 시대에도 새롭고 혁신적은 기술이 탄생하고 다양한 검증과정을 통해 의학적 정설로 자리매김하여 왔다. 대한민국 의학의 중심 학술단체인 대한의학회는 기초과학과 공학, 인문학 등, 어느 학문 분야에서도 의학적 활용을 목표로 하는 경우 서로의 관점과 니즈를 확인할 수 있는 융합 플랫폼을 제공할 수 있는 최적의 단체라는 믿음으로 이를 실현하기 위한 시도를 23대 집행부 임기 시작과 함께 고민하였다. 임상진료지침 실행위원회는 기존에 임상진료지침과 연관한 역할이 주어져 있었으나 이를 임상진료지침 전문위원회로 통합하고, 2018년 그 방향성을 (1) 첨단과학기술과 의료의 조화와 (2) 의학과 사회의 융합으로 전환하였다. 새로운 활동 방향에 맞추어 새로운 위원을 선임하는 일련의 과정을 거쳐, 임상진료지침 실행위원회는 의과학과 융합하여 의료목적 사용을 지향하는 다양한 과학기술 및 사회과학과의 융합을 추구하는 전문가들을 위원으로 영입하였으며, 참여 범위를 확대하기 위해 지속적으로 노력하고 있다.

본 위원회의 활동은 (1) 의료행위 관점에서 혁신기술의 연착륙을 위한 전략적 접근방법의 마련과 (2) 기술개발관점에서 미충족의료수요의 발굴과 의료융합 토론의 장, (3) 혁신기술 의료행위 도입에 대한 융합의학적 조언 제공 등을 목표로 하였다.

2019년과 2020년에 걸쳐 다양한 분야의 혁신적 시도 혹은 변화에 대한 발제와 토의를 진행하여, 의학관점과 기술개발관점 더불어 의료행위 도입의 제도관점에 대한 의견 교환을 진행하였다. 기간 동안 다루어진 주제는 아래와 같다.

| 발표 제목 | 연자 |
|---|---|
| AI: 의료관점에서 바라보기 | 박성호 (서울아산병원) |
| 임상진료지침 관련 가용 데이터 조사 | 김형래 (한국고용정보원) |
| 공공데이터를 활용한 한국인 건강정보 합성 - 고령화 연구패널 | 김은영 (한국고용정보원) |
| 의료정보의 활용법제와 최근 판례 동향 | 이창범 (김&장법률사무소) |
| 4차 산업혁명 시대의 스마트 헬스케어 산업의 현황과 전망 | 김홍진(인성정보) |
| 4차 산업혁명 도래에 따른 직업세계 변화와 대응 | 김동규 (한국고용정보원) |
| Artificial Intelligence and Medical Image Analysis | 한준희(포항공대) |
| 인공지능을 이용한 말초혈액과 골수 세포 이미지 분석기 개발 경험 | 한경자 (서울성모병원) |
| 영상진단 분야에서 AI의 임상적용과 임상검증의 현재 | 박성호 (서울아산병원) |
| Idea to idealization of medical devices with 3D printing for generalizing patient-surgeon-specific medicine | 김남국 (서울아산병원) |
| 의료행위 관점에서 혁신기술의 의료행위 도입 | 이유경 (순천향대학교부속 부천병원) |

| 발표 제목 | 연자 |
|---|---|
| 의료기술 도입에서 premarket vs postmarket 규제의 균형 | 남기창(동국의대) |
| 보건의료분야 규제 실태 및 개선 방안 | 이창범<br>(김&장법률사무소) |
| 진단검사 선집인 후평가-연구인가? 검사인가? | 이유경<br>(순천향대학교부속<br>부천병원) |
| 사회적 기여 확대를 위한 실행위원회 사회 소통 강화 방안 | 김형래<br>(한국고용정보원) |
| 보건의료 빅데이터 활용의 제도적 문제점 | 정상태<br>(법무법인 율촌) |
| 보건의료 빅데이터의 의료산업적 기대 | 김남국<br>(서울아산병원) |

　　의료를 지향하는 의료, 공학, 산업, 법, 융합의학 등 다양한 전문가들이 주기적인 발제와 토론을 통해 얻은 바는 각 영역에서 바라보는 관점의 차이를 이해할 수 있는 장을 부지불식간에 형성한 점이다. 즉 나의 전문가적 견지에서 다른 전문가적 입장은 그럴 것이다 상상하는 것이 아니라, 다른 전문가와의 치열한 의견 교환을 통해 깨닫게 되는 간극의 실체를 느꼈다고 할 수 있다. 대한의학회 이사회와 임상진료지침실행위원회는 이러한 형태의 다양한 전문가들이 모이는 포맷을 지속 발전시킬 필요성에 공감하였고, 그 첫 시작을 기록으로 남기고자 "혁신기술과 차세대의료"를 저술하게 되었다. 이 책자의 저술에는 위원회 소속의 위원뿐 아니라, 우리 활동의 의미를 잘 이해하는 다양한 전문가들이 함께 참여하였다. 지면을 빌어 참여해주신 여러 전문가 여러분께 감사의 말을 전한다.

　　현재까지는 "임상진료지침실행위원회"라는 명칭 아래 활동하였으나, 위원회의 실체와는 거리가 있는 명칭이라 판단한다. 새로 시작하는 2021년에는 새로운 위원회의 명칭으로 재탄생할 것이다. 또한 의학과 과학, 그리고 사회가 융합하고 나아가 의료기술의 발전에 기여하기 위한 우리 위원회의 발걸음은 앞으로도 계속될 것이다.


2020년 11월 20일
대한의학회 임상진료지침실행위원회

# 차례

PART 1

# 의료행위 관점에서 바라본 혁신 기술

••01
## 제4차 산업혁명과 의료계[1]

장성구

제23대 대한의학회 회장

### 서 론

증기기관의 기계화 혁명이라고 말하는 제1차 산업혁명, 전기 에너지 기반의 대량생산 혁명을 지칭하는 제2차 산업혁명, 그리고 컴퓨터와 인터넷 기반의 지식정보 혁명이라고 알려져 있는 제3차 산업혁명을 겪어 오면서 인류는 문화적인 혜택과 풍요로움의 번영을 만끽 했다.

이제는 제4차 산업혁명이라는 깊은 늪으로 모든 인류가 빠져들고 있다. 인공지능(artificial intelligence), 사물 인터넷(internet of things), 빅데이터(big data), 모바일 등 첨단 정보통신 기술이 경제, 사회, 전반에 융합되어 혁신적인 변화가 나타나는 혁명을 제4차 산업 혁명이라고 정의하고 있다. 그러나 직면하고 있는 제4차 산업혁명에 대하여 과거의 수차례에 걸쳐 나타났던 산업혁명과는 다른 분위기가 우리 주위를 감싸고 있다. 즉 기대와 함께, 불확실한 미래에 대한 막연한 불안뿐만 아니라, 딥 러닝(deep learning)이라는 과정을 거쳐 스스

---

1 이 내용은 '장성구: 제4차 산업혁명과 미래의료계의 변화. 대한의사협회지. 60(11): 856-858, 2017' 논문에서 발췌하였음

로의 학습과 개발 능력을 획득한 인공지능에 대하여 공포를 느끼고
있는 것이다.

딥 러닝이란 컴퓨터가 인공 신경망(ANN: artificial neural network)
을 기반으로 시행되는 기계 학습의 한 가지 기술이다. 즉 인간의 두
뇌가 수많은 데이터 속에서 패턴을 발견한 뒤 사물을 구분하는 정보
처리 방식을 모방해 컴퓨터가 사물을 분별하도록 학습시키는 시스템
이다.

이 기술을 적용하면 컴퓨터가 스스로 인지·추론·판단할 수 있
게 된다. 음성·이미지 인식과 사진 분석 등에 광범위하게 활용된다.
그렇기 때문에 인간이 컴퓨터의 지배를 받는 상황에 대한 미지의 공
포가 우리를 당혹스럽게 만들고 있다.

이러한 산업혁명이 우리의 삶을 풍요롭게 만들어 주던지, 아니
면 우려와 같이 인간 스스로가 만들어낸 컴퓨터의 지배하에 '컴퓨터
주인 아래 인간 하인'이 되든지 간에 제4차 산업 혁명의 효과 속으로
우리는 부지불식간에 젖어들고 있다.

기대가 되고, 다른 한편 우울한 상황 속에서 의료계는 어떻게
대처하는 것이 현명한 것일까. 구름 잡는 이야기가 될 수 있지만 닥
쳐 올 새로운 환경에 대한 적응이라는 차원에서도 예측 상황과 대처
에 대하여 논의하는 것은 비록 그것이 백가쟁명(百家爭鳴)으로 끝나
더라도 논의할 가치는 있다.

## 본 론

과거와 마찬가지로 제4차 산업혁명이 가져올 여러 가지 부정적
인 측면 중에 대표적인 것을 꼽는다면 실업(unemployment)과 부의

양극화(polarization of wealth)라고 할 수 있다. 부정적인 문제는 의료
계뿐만 아니라 사회 전체로 들불같이 번져 갈 것이 우려되고 있다.

## Ⅰ 제4차 산업 혁명이란?

　　제4차 산업혁명에 대한 정의를 내린다는 것을 결코 쉬운 일은
아니다. 그러나 사회의 구조적인 면과 현재의 ICT(Information and
Communications Technology) 산업의 방향성을 통해서 예측해 본다. 제
4차 산업혁명은 온라인 정보통신 기술이 오프라인 산업 현장에 적용
되면서 일어나는 혁신을 일컫는 말이다. 생산 공정을 손쉽게 바꾸는
스마트 공장과 예측 수리가 가능한 스마트 머신이 새로운 생산 혁신
을 이끌게 된다. 소비자의 삶에 가장 큰 영향을 미치는 것이 바로 생
산 방식의 변화다. 과거의 증기기관 혁명, 조립혁명, 정보혁명 모두
생산성 혁명이다. 제4차 산업혁명도 O2O가 불러올 생산성 혁명이
다. 다시 말해 온라인 기술이 오프라인의 생산에 적용되는 것이 바
로 4차 산업혁명이다. 그렇기 때문에 인터넷 온라인으로 연결된 병
원은 보다 많은 환자들을 치료할 수 있게 달라질 수 있다.

　　제4차 산업혁명이 가져올 변화를 몇 가지로 예측할 수 있다.

- 첫째가 생산의 스마트 플랫폼화다(smart platform).
- 둘째는 소유에서 사용으로 전환이다.
- 셋째는 맞춤형 대량 생산체제다.

제4차 산업혁명은 또한 국가 미래의 위상과 존재를 의미하게 되었다. 이에 따라 우리나라에서도 4차 산업혁명의 개념을 정립하여 추진할 4대 정책과제를 제시하고 있다.

첫째가 4차 산업혁명의 정책적 개념을 서둘러서 정립하여야 한다는 점이다. 모호한 개념 속에 바탕을 둔 상태에서는 국민적 지지와 이해를 촉구할 정책이 수립되지 않기 때문이다. 그렇기 때문에 4차 산업혁명을 인간, 만물, 가상공간이 디지털로 상호 연결된 상태에서 스스로 현상을 인지 분석하고 대응하는 디지털 시스템이 초래할 포괄적 변화를 '협의의 개념'으로 정립시키고, 이러한 협의의 개념에 생명과학, 우주과학, 나노과학 등 과학기술의 자체적인 발전과 상호 연계를 추가하는 '광의의 개념'으로 정립하여야 한다.

두 번째는 고유한 비전과 정책을 수립할 필요가 있다. 즉 4차 산업혁명이라는 포괄적 개념을 목표로 삼는 것은 곤란하고 좀 더 구체적인 전략이라고 할 수 있는 스마트 공장, 스마트 도시, 스마트 헬스 등과 같은 전략이 필요하다.

셋째는 제4차 산업혁명을 뒷받침하기 위해 기술개발 환경을 개선할 필요가 있다. 우리나라의 기술 수준이 높지 않기 때문에 자력으로 선진국과 경쟁하기가 어렵다는 것을 인식하는 것이 중요하다.

네 번째는 사회적 갈등을 해소하는 조정체계가 필요하다. 4차 산업혁명은 기존의 자원분배 구조를 해체 또는 재편성할 수 있기 때문에 기존의 독점적 보장을 받아 온 이해 당사자들의 저항이 발생될 수 있다. 앞으로 사물인터넷, 인공지능, 로봇 등이 확산될 경우 대중의 심리적 거부감과 일자리 상실의 우려 등으로 다양한 갈등이 발생할 것을 예상하여야 한다.

## Ⅱ 우리나라 의학계 중진들의 미래에 대한 생각

제4차 산업 혁명과 함께 향후 닥쳐 올 의료계의 변화에 대하여 의학계의 중추적인 위치에 있는 중진들의 생각은 매우 중요하다. 왜냐하면 그들은 현재에 집착하여 미래에 대한 설계를 게을리 할 가능성이 짙은 집단임과 동시에 후학들을 위하여 미래 대한민국 의료계의 기반을 만들어 놓아야 한다는 양면적 가치를 갖고 있기 때문이다.

대부분의 의료계 선각자들은 많은 우려와 기대 속에 변화를 예측하고 이에 철저한 대비가 필요하다는 생각을 갖고 있는 것으로 나타났다. 의료계와 의학계의 중진들은 향후 4차 산업혁명과 관련된 첨단 기술이 보건의료계에 많은 영향을 미칠 것이라는 데 대하여 97% 이상이 동의를 하고 있다. 이러한 수치상의 현상을 보면 가장 보수적인 입장을 취하는 의료계에서도 향후 변화될 의료기술에 대하여 기대와 함께 적극적인 대책을 생각하고 있다는 반증이다. 또한 산업혁명과 관련된 첨단 기술 중에는 '인공지능에 의한 진료 참여' '의사 결정에 빅테이터 활용' '로봇과 서비스' '3D프린팅과 제조' '정밀의료'를 5대 첨단 분야로 인식하고 있었으며, 미래의 기술이 의사로서 전문적인 업무수행에 도움이 될 것이라고 긍정적인 생각을 갖고 있었다.

제4차 산업혁명에 따라서 환자 측면에서는 '환자 안전문제' '치료의 질 관리' '치료의 가이드라인 및 표준화' '의사 결정 과정의 환자 참여' 등이 중요한 변수로 떠오를 것으로 예측하고 있다. 이것은 환자의 자기 결정권이나 권리의식이 현재보다도 훨씬 강화될 것이라는 것을 예상하는 것이다.

그러면 실질적으로 보건의료의 기술적인 측면과 의료적인 측면에서의 예상되는 변화는 무엇일까. 기술의 개발로 원격의료에 의한 건강관리는 일상화되고 빅데이터를 기반으로 하는 근거의학의 진보와 predictive medicine이 의학의 central dogma가 될 가능성이 높다.

마비 환자들을 위한 착용로봇(wearable robot)이나 3D프린팅 활용기술이 활성화 될 것이라는 것도 비교적 쉽게 예측할 수 있다. 의료에 있어 근무 인력의 감소는 물론이고 의사의 역할이 의료의 주도적 역할에서 참고 의견을 개진하는 의료 보조자로 전락될 가능성도 있다.

환자가 직접 참여하는 환자 참여 진료팀이 활성화되고 환자와 communication의 중요성이 증대 될 것이라는 것도 충분히 예상할 수 있다.

서두에서 제4차 산업혁명이 초래할 수 있는 여러 가지 문제점 중에 실업과 부의 양극화를 많은 학자들이 우려하고 있다고 논한 바가 있다. 그동안 노동집약적인 산업으로서 고용을 창출하는 대표적인 산업이라고 지칭되어 왔던 의료계의 위상은 더 이상 고용을 창출할 수 없으며, 제4차 산업혁명 여파와 함께 의료계 자체는 고용불안의 나락으로 빠져들게 될 것이라는 불길한 예측이 드러나고 있는 것이다.

사실 위와 같은 설문자료에 의한 결과는 이미 예상했던 결과라고 생각되면서도 이만한 정보를 공유하고 있다는 것을 확인한 것은 향후 의료계나 의학계가 미래지향적인 대책을 세움에 있어서 매우 중요한 근거 자료가 될 수 있으며, 미래를 준비하고 예측해야 한다는 측면에서는 상당히 고무적이고 긍정적인 현상이라고 할 수 있다.

### III 의학 교육계에 요구되고 있는 사항

　　시대의 전환점에서 미래 의료 사회의 주인공들에게 그들이 살아갈 미래를 위하여 어떤 격물(格物)적 인지를 제공하느냐? 하는 것은 의학 교육의 핵심으로 부상할 것이다.

　　인공지능시대를 맞이하여 교육의 전반은 어떻게 변할 것인가 하는 물음에 대하여 많은 연구자들은 인공지능이 우선적으로 활용될 수 있는 분야로 첫째 통계적인 성능이 높으면 되고, 실수가 치명적이지 않은 분야로서 바둑, 체스, 퀴즈 등을 들었으며, 둘째는 언어처리가 필요 없는 재무, 유통, 생산 분야 그리고 마지막으로는 고객의 문제를 해결하는 분야로서 네이버 본문 듣기나, T-map 등을 예로 들면서 앞으로 삶의 방식은 사람의 판단과 행동이 언제나 합리적이지도 않고 최선의 결과를 만들지도 못하기 때문에 인간의 삶은 알고리즘의 세계로 변환되고 있다고 하였다. 그렇기 때문에 인공지능시대의 교육의 중심은 상상력과 창의력을 바탕으로 질문할 수 있는 능력을 배양하고, 내가 뭘 좋아하는지 스스로 판단할 수 있는 능력을 키우고 경쟁보다는 협업(cooperation)을 추구하는 자세를 함양하고 '내가 틀릴 수 있다'는 생각을 할 수 있는 사람을 만들어 내는 것이 중요하다. 의학교육이 지금과 같은 교훈적 교육(didactic teaching)

이나 암기위주의 교육(rote learning)은 지양되어야 한다. 한편 인간성 회복에 교육의 초점을 맞추어야 하며 지혜를 발휘할 수 있도록 몸에 대한 감각과 유연성을 익히고 도전하고 모험하도록 하며, 사람과 상호 작용하여 협력하고 공감하고 도덕성을 발휘하도록 교육하여야 한다는 주장이 제기되고 있다.

## Ⅳ  인공지능과 의료

인공지능이 우리 생활에 어느 정도 영향을 미칠 것인가 하는 것을 실증적으로 보도한 신문 기사가 있다. 미국 뉴멕시코 주에서 한 남성이 여자 친구를 폭행하다 아마존 인공지능(AI) 음성인식 비서 '알렉사(Alexa)'의 911 신고로 체포되는 일이 벌어졌다. 공상 영화나 소설의 한 장면 같지만 바로 우리 이웃에서 일어난 현실이다.

의사나 변호사 같이 전문 직종 종사자들을 인공지능이 대체할 수 있을 것이냐 하는 논란이 계속 되어 왔다. 대체하지 못할 것이라고 주장하는 사람들의 논리는 창의력이라는 문제 때문이다. 그러나 창의력을 발휘하지 못할 것이라는 생각은 좀 안이한 면이 있다. 초기단계의 알파고는 인간의 기보(棋譜)를 학습하기만 했으나 좀 더 진보된 알파고는 기보에 의존하지 않고 혼자 자율학습을 한 것으로 드러나고 있다. 이는 진보된 알파고는 직관적 창의력을 갖추고 있다는 것이다.

　한국고용정보원에서는 4차 산업혁명과 관련하여 2020년 직업별 대체 위험순위를 발표하였는데 총 406개 직종 중 일반의사가 55위로 의료관련 직업 중에 가장 높은 위험 순위에 올라와 있다. 일반의사는 인공지능 자동화 대체율이 0.941이다. 자동화 대체율 0.8 이상의 직종은 2020년에 당장 사라질 위험에 처하는 것을 의미한다는 점을 생각하면 이것은 새로운 공포라고 할 수 있다. 위에서 언급한 대체 위험 순위는 산업혁명의 완성도가 높아질수록 인공지능 자동화 대체 확률이 점점 빠른 속도로 높아질 것이라는 점도 예상하여야 한다.

　지금까지 회화(繪畵)나 소설 등의 예술 영역은 인간만이 할 수 있는 고유의 창작분야로 여겨져 왔지만 구글에서 만든 인공지능 딥드림(Deep Dream)은 빈센트 반 고흐의 작품을 모사하는 훈련을 받고 고흐와 아주 유사한 그림을 그려 냈다. 마이크로소프트사가 네덜란드의 화가 렘브란트의 화풍을 인공지능에 학습시킨 결과 유화의 질감과 물감의 두께까지 렘브란트의 화풍을 그대로 재현하였다. 또한 일본에서는 인공지능이 쓴 소설이 문학상 공모전에서 응모한 1,450편 중에 1차 심사를 통과하는 놀라운 일이 벌어지기도 하였다.

　창의력이란 지식을 합성하여 독창적인 아이디어를 생산하는 능력을 말하는 것인데 인공지능은 이제 그 영역에 거의 다가서고 있다는 것이다. 물론 인공지능에 있어서 창의력보다 더 어려운 것은 타인에 대한 공감능력이나 감성적인 부분이다. 그렇기 때문에 인공지능의 시대에 살아남을 수 있는 직업은 공감능력이나 감성이 중요시되는 부분에 종사하는 사람들 일지 모른다. 스티븐 호킹 박사는 "생물학적 진화에 의하여 지배받는 인간은 컴퓨터의 경쟁 상대가 될 수 없기 때문에 인공지능의 기술 개발에 대하여 면밀한 감시가 필요하다"고 주장하였다.

인간의 통제력을 벗어나는 순간 인공지능은 핵폭탄보다 더 위험한 인류 문명의 파괴자가 될 수 있다는 것이다. 위에서 언급한 이러한 모든 것 때문에 제4차 산업혁명이 기대와 공포의 원인이 되는 것이다.

미래에 가공할 힘을 갖게 될 것이 예상되는 인공지능이 의료 영역에서는 어떤 일을 하게 될 것이며 그 파장은 어디까지 어떻게 파급될 것인가에 대하여 살펴보자.

미래의 의료현장에서 인공지능이 유용하게 사용될 것이라는 점에 대하여는 의심하는 사람은 거의 없다. 이미 현재 의료 현장에서 일부 사용되고 있기도 하다.

알파고 이후에 다음 목표는 의료의 빅데이터를 이용한 '닥터 알파고'가 될 것이라는 데에 이견이 거의 없다. 이미 몇몇의 인공지능이 사용되고 있지만 인간의 생명을 다룬다는 측면에서 혹시 있을지 모를 인공지능의 오류에 대한 책임 문제 때문에 신중한 접근이 고려되고 있다.

인공지능의 개발에는 빅데이터(Big data)가 필수 불가결한 요소다. 이 빅데이터는 데이터의 양(volume), 다양성(variety), 생성 속도(velocity), 진실성(veracity) 그리고 가치(value)을 갖고 있어야 빅데이터 자체의 정확성과 신뢰성이 확보되는 것이다. 특히 우리나라는 20,000여 개의 건강검진센터에서 정형, 비정형의 엄청난 규모의 데이터가 생산되고 있을 뿐 아니라 ICT 기술이 전 세계적으로 가장 발달되어 있어 의료의 인공지능 개발과 활용에 가장 알맞은 환경을 가지고 있다. 그러나 아직까지 보건의료 빅데이터 자체의 신뢰성과 정확성이 미흡하여 힘들게 구축한 빅데이터의 활용성이 낮아질 수 있다. 빅데이터의 신뢰성 문제를 해결하여 다양한 분야의 빅데이터를 명품화하기 위한 노력이 한층 필요하다.

앞으로 진료 형태는 인공지능을 활용하는 의사와 그렇지 않은 의사로 구분될 것이고, 인공지능의 비중이 점차 높아질 것이며, 나아가서 인공지능 기술로 무엇을 할 것인가 하는 문제에 대해서 의사가 결정하게 되는 것이기 때문에 인공지능의 역할을 결정짓는 데 의사들은 결정적인 역할을 하게 될 것이다. 즉 4차 산업혁명 이후도 의사들의 직업과 역할이 사라지는 것이 아니라 어떤 자세로 역할을 받아들이느냐에 따라서 새로운 사회적 기능을 창출할 수 있는 것이다. 의료는 기계화가 가능한 부분들이 상대적으로 많기 때문에 딥러닝의 발전으로 신호처리 중심의 '판독 영상의사', '진단검사의학 의사', '병리학', '핵의학' 분야에서 격전이 예상된다. 이뿐만 아니라 병원의 행정업무도 상당량이 인공지능으로 대체될 것이기 때문에 미래의 의사는 더 나은 진단, 그리고 치료와 예방 및 재활을 위하여 사람−기계 일심동체(Man−Machine Hybrid) 의사로 진화할 것이라는 예측도 할 수 있다.

제4차 산업혁명이 몰고 올 실직(unemployment)과 관련하여 의료계에서도 논란이 많은 가운데 각 과별로 예측 자료들이 분분하다. 가장 먼저 대두되는 곳이 시술이나 수술적 행위를 통하지 않고 환자를 진료하는 영상의학과와 내과 분야에서 많이 논의되고 있다.

최근의 한 보고서에 따르면 인공지능의 시대를 맞이하여 내과 의사에게는 두 가지 선택의 길이 있다고 하였다. 첫째는 인공지능이 지정하는 대로 처방과 치료를 하면서 제도적 보호를 받고 살아가는 방법이 있고, 둘째는 인공지능의 적정한 진단과 치료의 알고리즘 개발에 적극적으로 참여하는 방법이다. 첫 번째의 경우 초기에는 큰 변화와 타격이 없겠지만 시간이 지나감에 따라 내과 의사로서의 고유성을 상실하며 경쟁력도 없어져서 급여가 줄어들면서 실업자가 될 것이고, 두 번째 경우는 현재 적용되고 있는 '약한 인공지능(weak artificial intelligence)'이 내과 의사에게 미칠 영향에 관하여 적극적으로 대처하고 연구를 하여야 한다는 것이다. 그렇기 때문에 내과 의사는 단계적으로 강화되는 인공지능의 적용에 대한 윤리적, 법적, 산업적 측면에 대한 깊은 고찰과 적극적인 참여를 하여야 한다. 인공지능 시대에 내과 의사는 인공지능 주치의와 함께 상호 보완해 가면서 환자를 치료하는 관계로 변화될 것이기 때문에 이 변화에 적응하지 못하면 직업을 잃어서가 아니라 환자의 선택을 받지 못해서 일자리를 잃게 될 것이라는 것이다.

영상의학은 좀 더 예민하고 적극적인 논의가 이루어지고 있다. 혹자들은 인공지능에 의한 변화가 가장 확실한 예로서 영상의학과의 판독을 들고 있다. 영상의학과 의사는 벼랑 끝에 서 있고 벼랑 아래에는 바닥이 없다고 까지 언급하고 있다. 다시 말해 인공지능에 의하여 영상의학과 의사가 대체될 것이라고 말하고 있다. 이렇게 영상의학과 의사의 업무가 인공지능에 의하여 대체될 것이라는 이유는 인공지능 기술에 필수적인 영상데이터가 있기 때문이다. 하지만 의료영상은 전형적인 비정형 데이터로서 형태도 없고 연산이 가능하지 않기 때문에 영상 그 자체만으로 데이터의 가치를 활용하기 힘들다. 이 비정형 데이터의 활용을 위해서는 주석(tagging) 작업이 필요한데 이를 담당할 인력의 확보가 용이하지 않다는 한계가 있다.

국내에서 폐질환을 조기 진단하는 기술을 확보한 '뷰노'가 있고 인공지능과 X-ray 머신이 사진에서 폐질환과 유방암을 진단하는 데 90% 이상의 정확도를 보이는 '루닛'도 한 예가 될 수 있다. 최근에는 이런 영상진단 외에도 인공지능의 머신러닝을 활용한 의료 소프트웨어 개발이 활발하다. 와이즈넛은 인공지능 챗봇을 활용한 대화용 의료문진 소프트웨어 개발을 추진 중이며, 인공지능 자동응대 솔루션을 갖고 있다.

인공지능을 이용한 임상시험이 진행되고 있는데 이 경우 경비를 상당히 절감할 수 있다는 주장이 있다. 클라우드 시스템을 통해 환자 정보를 효율적으로 수집하고 관리하면 임상시험에 들어가는 비용과 시간을 크게 줄일 수 있다는 것이다. 글로벌 컨설팅 기업인 맥킨지의 분석에 의하면 글로벌 제약 업계는 빅데이터 분석만으로도 연간 80조원의 연구 개발 비용을 절감하였다고 한다.

여하튼 인공지능 로봇기술의 직업능력 대체라는 측면에서도 많은 논란이 있는 가운데 한국 고용정보원의 연구 결과를 보면 '대담한 미래예측 직업의 변화'의 항목에서 의사라는 직업을 갖은 사람에 대하여 다음과 같이 변할 것이라고 말하고 있다. '인간 의사와 인공지능 의사가 잘 협업해 최고의 병원을 만들겠다는 경쟁이 일어날 수 있을 것이다.'

향후 좀 더 정교하고 다양한 인공지능 로봇이 출현할 것을 기정사실화하고 있는 가운데 지나친 기대와 우려가 때로는 공포를 불러일으키고 있다. 그러나 인공지능에 대한 지나친 기대를 경계하는 목소리가 많다. 우리에게 널리 알려진 알파고는 주어진 일에 충실했을 뿐 지능을 부여받은 것이 아니고, 환경이 바뀌면 무용지물이나 다름

없기 때문에 '지능'이라는 말을 부여하는 것은 부적절하다는 주장이 제기되고 있다. 인공로봇은 사람에 의해 제작된 데이터 베이스와 하드웨어, 알고리즘에 불과한 것이기 때문에 많은 사람들이 딥 러닝에 대하여 마치 사람의 지능을 가진 것처럼 말하고 있지만, 실제로는 매우 작은 범위 안에서 매우 단순한 기능을 수행하고 있을 뿐이라는 것이다.

이렇게 제4차 산업혁명의 완수에 따라 미래에 전개될 인공지능 로봇이나 의료 현장에서의 정황을 예측하는 사람들은 이 시대에 가장 바쁜 사람들일 수도 있고, 한편으로는 허황한 논란을 불러일으키는 사람들일 수도 있지만 의료의 미래를 설계하면서 우리에게 많은 정보를 제공하고, 대책을 촉구하는 촉매제 역할을 하는 사람들이다.

### 제 언

4차 산업혁명 이후 산업 현장에서 '똑똑한 한 사람의 천재가 1,000명 혹은 2,000명을 먹여 살린다'라는 말은 사어(死語)가 되었다. 왜냐하면 똑똑한 천재는 인공지능으로 옮겨 갔기 때문이다. 앞으로 사회전반, 그리고 의료분야에 직접적으로 영향을 미칠 수 있는 변화는 인공지능 로봇인 컴인(컴퓨터 인간)의 등장에서 시작될 것이다.

인공지능이라는 새로운 인류에 의하여 전혀 예상하지 못하는 변화가 예측되는 의료계에서 어떻게 하는 것이 현명할 것인가에 대하여 몇 가지 제언을 제시하고자 한다.

첫째는 제4차 산업혁명의 결과에 따른 엄청난 변화는 반드시 우리 앞에 현실로 나타난다는 것을 분명하게 인식하는 것이 중요한 화두가 되어야 한다.

둘째, 의료계의 기반(fundamental or platform) 자체에 대변혁이 일어날 것이며 가장 기본이 되는 것은 진료현장을 점유하게 될 인공지능이다. 그렇기 때문에 의사는 인공지능의 하인이나 노예가 될 것이냐, 주인이 될 것이냐를 고민하여야 된다.

셋째, 미래 의학의 형태는 미세의학(precisional medicine)의 발전과 ICT의 발전에 따라서 예측의료(predictive medicine)로 방향이 전환될 것을 인식하여야 하며 여기에는 유전체학(genomics), 단백질체학(proteomics), 세포체계학(cytomics)이 예측 방법론의 근간을 이루어 나갈 것이다.

넷째, 의사로서 미래의학의 주체가 되려면 현재 내가 무엇을 준비 하여야 되는지를 심사숙고 하여야 한다.

다섯째, 환자에 대한 감성적 접근과 업무의 협업(cooperation)이 4차 산업혁명의 공포로부터 우리 스스로를 지켜줄 수 있는 수단임을 알아야 할 것이다.

이렇게 필자가 제시한 내용 역시 잘못 판단한 예측에 지날지도 모른다. 그러나 이러한 예측과 대처 방법이 옳건 그르건, 제4차 산업혁명에 대한 기대와 공포 속에 빠져 있는 우리 모두는 인간으로서, 의사로서 역사의 주인이 되어야 한다는 점을 간과해서는 안 될 것이며, 그렇게 되기 위해서는 지금이라는 현실 속에서의 자기 좌표와 미래 속의 본인의 좌표를 예리하게 주시할 필요가 있다.

●●02
# 혁신기술의 의료행위 도입
## : 의료행위자 관점

이유경

대한의학회 임상진료지침실행위원회
순천향대학교의과대학 진단검사의학교실
순천향대학교부속 부천병원 진단검사의학과

## I  혁신의료기술: 기회와 위기, 그리고 불확실성

과학기술의 발전은 혁신적 의료기술의 등장으로 이어지고 의료
현장에서 활용영역 확대를 가져온다. 의료영역에는 서로 다른 학문·
기술 배경과 이해관계를 갖는 집단이 공생하고 있으며, 각 이해관계
자에게 의료기술의 발전은 새로운 기회가 열리는 동시에 또 다른 불
확실성을 마주하는 상황을 제공한다.

환자에게 새로운 기회란 자신이 고통 받고 있는 질병의 완화 혹
은 완치일 것이고, 직면할 불확실성은 예상치 못했던 건강 문제의
발생이나 기존 질환의 악화이다. 진료를 담당하는 의료인도 환자와
같은 마음으로 긍정적 결과를 기대하나, 혹시 발생할지 모를 환자의
건강위해와 적시에 적절하게 대응하지 못하여 환자를 치명적 위험에
빠뜨릴 가능성을 두려워한다.

현 시대의 빠르고도 혁신적인 기술의 발전으로부터 아마도 의

료기술 관련 제품을 공급하는 공급자는 기존 의료시장의 대체 혹은
새로운 시장 발굴과 확대에 따른 이윤 창출을 기대할 것이다. 그러
나 동시에 유사 목적 의료기술 간의 경쟁, 빠른 과학기술 발전에 발
맞추어 생존하기 위한 연구개발 및 재정적 압박, 동시에 개발비용
및 이윤 회수 기간 단축이란 상황에 직면함을 의미하기도 하다. 각
이해관계자에게 주어지는 기회와 위기 혹은 불확실성은 어느 나라라
고 다르지는 않을 것이라 생각한다.

## Ⅱ 의료행위 목적으로 유의미한 혁신의료기술?

혁신의료기술이 개발되어 의료현장에서 접하는 형태는 의료기
기나 의약품의 형태이다. 이 중 의료기기는 어떤 의료행위에 포함되
어 의료인의 진단, 처치 혹은 시술 등의 행위에 사용되었을 때 비로
소 그 의료적 가치를 얻을 수 있게 된다. 그러므로 의료입장에서 혁
신의료기기가 유의미해지는 것은 이 기기를 의료행위로써 환자에게
적용하여 환자의 진단 및 치료의 과정이나 건강 결과에 유의미한 변
화를 가져올 때라 할 수 있다.

우리나라는 국민건강보험제도를 가지고 있고, 모든 국민과 의료
기관은 이 제도의 영향 아래 있다. 만약 우리 국민이 어떤 질병에 걸
렸고 진단과 치료에 필요한 의료기술이 국민건강보험에 등재되어 있
다면, 우리는 건강보험의 "급여" 혜택을 받으며 진료를 받을 수 있게

된다. 반대로, 아직 보험에 등재되지 못해 혜택 범위에 들어가지 않은 것을 "비급여"라 칭한다. 국민건강보험은 모든 국민이 낸 돈으로 운영되므로, 의료기술을 국민건강보험에 등재할 때 과학적 타당성 증명과 검증, 이득과 위해의 저울질 등 다양한 측면을 고려하는 일련의 과정을 통해 급여 등재 여부를 결정한다. 과정의 투명성과 공정성, 그리고 신중한 접근은 국민에 대한 의무라 할 수 있다.

우리나라 혁신기술 등 의료기술이 개발되어 국민건강보험에 등재되는 과정에서 우리나라 제도가 갖는 두 가지 특이점이 있다. 첫 번째는 혁신 제품이 식품의약품안전처의 시판허가를 득해도 "비급여" 상태의 판매를 할 수 없다는 점이고, 두 번째는 "비급여"로 환자에게 사용하려면 국민건강보험으로부터 먼저 비급여 사용에 대한 인정을 받아야 하는데 이를 "신의료기술평가"를 통한다는 점이다. 여기서 신의료기술평가라는 단어를 한번 짚고 넘어가면, 신의료기술라는 명칭에서 느껴지는 새롭게 개발된 이전에는 없었던 기술이란 의미도 당연히 포함하겠지만 실상은 국민건강보험에 등재되어 있지 않은 기술이란 의미로 해석해야 한다.

### Ⅲ 새로운 기술이 의료시장에 들어오려면?

혁신의료기술이 접목된 의료기기가 규제기관으로부터 시판허가를 받기까지는 통상적으로 기초연구(basic research)의 단계부터 프로

•• 그림 2-1   새로운 의료제품의 시판허가까지의 과정과 critical path

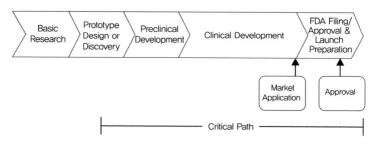

출처: Innovation/Stagnation; Challenge and opportunity on the critical path to new medical products. Critical Path Initiative, FDA (2004)

토타입 설계 혹은 발견(prototype design or discovery), 전임상용 개발 (preclinical development), 임상용 개발(clinical development)의 과정을 거친 후 비로소 규제기관으로부터 시판허가를 받는 과정을 거친다 [그림 2-1].[1] 당연히 처음 기초연구부터 한 단계 넘어 결국 시판허 가까지 받는 의료기기 혹은 기술의 수는 단계를 넘어갈 때마다 급격 히 감소한다.

   의료기기의 제조자와 의료인 사이 인식과 입장의 간극은 바로 규제허가와 의료행위 등재, 즉 건강보험 급여/비급여 행위목록 등재 사이의 시점에 관찰된다. 품목허가 후 제조자는 바로 시판이 가능해 야 한다는 입장이고, 우리나라의 건강보험제도는 의료행위 등재의 과정을 통해 임상 진료목적 사용의 안전성와 유효성을 검증한 후 의 료기관 판매가 가능하다는 입장이다[그림 2-2].

---

1 Critical Path Initiative, FDA (2004). Innovation/Stagnation; Challenge and opportunity on the critical path to new medical products.
   https://www.fda.gov/science-research/science-and-research-special-topics /critical-path-initiative

•• 그림 2-2  의료기기의 제도권 진입 과정과 의료기기 제조자와 의료행위자의
의료현장 사용 가능 시점에 대한 인식의 차이

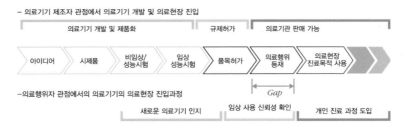

　　제조자 입장에서 혹독하고 지난한 과정을 거쳐 규제허가까지 획득한 제품이라 하더라도 의료시장으로부터 선택받기 위해서는 그것이 보유한 의료적 시장 가치를 증명해야 하는 큰 산을 넘어야 하는 것이다. 즉 기술이 집중하는 의료적인 목적과 얻고자하는 이득을 분명하게 정의하고, 이를 과학적 방법론을 통해 시험하고 그 결과를 의료행위자들이 신뢰할 수 있는 객관적 근거로 제시해야 한다. 그러나 이 선언적인 문장을 실제 구현하기란 생각만큼 간단하지가 않고, 의료기기에 따른 차이가 존재하며, 또한 수년의 시간과 임상연구비 투자를 필요로 한다. 더욱이 어떤 혁신 제품이 개발부터 의료행위로서의 가치를 과학적 방법론으로 증명하는 일련의 과정을 통해 우리나라의 국민건강보험에 등재되는 정도까지의 세월이라면, 이미 혁신 의료기술에서 혁신이란 단어가 의미하는 한계 효용시간을 초과했을 가능성은 100%일 것이다.

## Ⅳ 임상 의료행위로의 수용(clinical acceptance)

　과학적 방법론을 통한 검증의 과정을 통해 혁신기술들이 준비하는 것은 그 기술이 임상 의료에 접목되었을 때 환자가 얻을 수 있는 건강 이득과 직면할 수 있는 부작용과 의료인이 경험할 기존 의료절차의 변화와 위험 등을 검증하고 의료현장에 도입되었을 때 총량적으로는 이득을 줄 수 있음을 증명하기 위한 다양한 시험과 연구를 진행할 것이다. 이를 통해 결과적으로 임상 의료진에게 제시하는 것이 intended target에서의 intended purpose이고, 규제기관은 개발(제조)주체가 제안하는 intended target에서의 intended purpose를 그 기술(제품)이 구현하고 있음을 임상시험연구 결과를 통해 확인 후 규제기관의 품목허가가 이루어진다.[2]

　의료기술 이용 측면에서 의료인은 이를 사용할 지를 결정하는 의사결정자면서 이것을 이용하였을 때 자신의 이익뿐 아니라 동료사회에서의 가치를 고려해야 하는 입장이고, 의료의 수혜자인 환자를 대리하는 역할을 담당해야 한다.[3] 임상진료에서 의사와 환자 사이에 신뢰가 필요한 만큼이나, 의사는 자신이 환자에게 행할 의료기술에 사용될 약제, 기기, 시약 등에 대한 신뢰를 필요로 한다. 즉 의사가

2 IMDRF. Clinical evidence-Key definitions and cencepts. IMDRF MDCE WG/N55 FINAL:2019. Available from: http://www.imdrf.org/docs/imdrf/final/technical/imdrf-tech-191010-mdce-n55.pdf

3 Park S. Analysis of policy on the adoption and diffusion of new healthcare technology. Korea Institute for Health and Social Affairs; 2014. Available from: https://www.kihasa.re.kr/web/publication/research/view.do?division=001&ano=1759&menuId=44&tid=71&bid=12.

환자의 진단과 치료목적으로 의료기술을 적용할 때에 필요한 신뢰는 부정적 효과보다는 긍정적 임상 효과가 클 것이라는 점이다. 의학도 다른 과학 분야와 마찬가지로 이러한 확신의 준거로서 과학적 방법론에 의한 연구로 얻어진 근거를 중시한다. 더불어 그 처방에 사용될 기기나 약제 등의 임상적 효과와 한계를 인지하고, 발생 가능한 위험요인을 파악해야 비로소 유효하고 안전한 진료를 기대할 수 있다. 이 점이 바로 [그림 2-2]에서 제시한 의료기기 제조자와 의료행위자인 대다수 의료인 사이에서 의료기기의 현장 도입 가능 시점에 대한 인식의 차이를 설명한다.

## Ⅴ  맺음말

의사가 새로운 기술을 의료기술로 받아들이고 의료행위로 환자에게 적용한다는 것의 의미는 그 의료기술에 대한 최소한의 신뢰 확보를 의미하고, 이를 환자에게 적용할 경우에 예상되는 효과와 한계, 내포한 위험요인을 인지하고 불확실성에 대응할 방안이 가늠되었음을 의미한다. 그러므로 사람에게 직접 적용될 의료기술이 의료행위로 받아들여지기 위해서는 과학적 방법론으로 진행한 연구 문헌의 결과로부터 임상성능을 확인하고, 문헌에서 얻은 결과가 의료현장에서 유사하게 재현될 수 있다는 확신을 줄 수 있도록 하는 연구노력과 현명한 전략이 필요하다.

혁신기술을 접목한 의료기기 제조자의 측면에서는 제품의 혁신성과 유용성을 의료행위의 관점에서 어떻게 증명할 것인가에 대한 심도 있는 검토와 고민이 필요하다. 각기 의료기기의 사용목적과 타기팅하는 환자 특성이 다르므로, 전가의 보도로 사용할 하나의 임상시험 디자인은 존재할 수 없음을 꼭 인식해야 한다. 결국 의료기기 임상시험의 전문가들이 많이 키워지고, 제조업체는 이들을 자사 제품의 개발 과정에서 이용해야 한다. 우리나라 의료기기 제조업체들도 자사 제품의 임상적 가치 증명을 위한 인적 물적 투자가 필요하며, EU의 CE mark를 더 이상 사용할 수 없는 시점이 다가오는 지금 더 이상 미룰 수도 없는 상황이다.

의료기기의 임상적 유용성 증명에서 의료계 역시 함께 노력할 부분은 존재한다. 약제의 임상시험연구 역량에 비해, 의료기기에 대한 임상시험연구의 우리나라 역량에 대한 냉철한 비판과 국제적 수준으로 발돋움하기 위한 협력과 노력이 필요한 시점이다.

마지막으로 정책당국은 의료기기를 기기 관점에서 보지 말아야 한다. 기기 관점에서 정책과 제도가 머물게 된다면, 우리나라의 의료기기는 한 걸음 도약하는 기회를 잃어버릴 수밖에 없다. 의료기기는 반드시 의료행위를 통해 그 효용가치를 얻을 수 있기 때문에, 이 기기를 이용하는 의료기술, 즉 의료행위의 관점에서 정책과 제도를 마련해야 할 것이다.

●●03
# 의료분야 인공지능의 임상적용과
# 임상검증의 현재와 동향

박성호

울산대학교의과대학 영상의학교실
서울아산병원 영상의학과

인공지능 기술이 의료의 문제점들을 보완하고 의료를 발전시키는 데 도움을 줄 것이며 가까운 미래에 의료에 눈에 띄는 변화를 가져올 것으로 기대된다(1, 2). 실제 임상 진료에 널리 이용되고 있는 인공지능 의료기기는 아직 찾아보기 어렵지만, 이미 의료기기 허가를 받고 상업화되어 있는 많은 인공지능 알고리즘들이 있으며 이들 중 일부는 서서히 의료 현장으로 도입되고 있다(2-4). 인공지능 의료기기들이 의료 현장으로 도입되는 과정에서 임상검증이 매우 중요한 역할을 한다. 이 글에서는 의료분야 인공지능의 임상적용과 임상검증의 현재와 동향을 정리해 보고자 한다.

## I  인공지능 기술의 의료분야 적용 동향

임상 진료에 널리 이용되고 있는 인공지능 의료기기는 사실상

아직 없지만 인공지능 기술을 의료에 적용하기 위한 연구/개발 노력
은 매우 활발하여 많은 논문들이 출간되고 있고, 특히, 다양한 의학
영상을 이용한 진단/예측 분야에서 가장 활발하다. 이는 현재 가장
최신의 인공지능 기술인 딥러닝(deep learning) 기술 중 컨볼루션신경
망(convolutional neural network)이라는 영상분석 기술의 발전이 최근
상대적으로 두드러졌고 의료데이터 중 의학영상은 대부분 이미 디지
털화되어 있어 기술을 적용해 볼 수 있는 데이터를 구하기가 상대적
으로 용이하였기 때문이다. 이런 이유로, 현재까지 우리나라 식품의
약품안전처로부터 의료기기 허가를 받은 의료분야 인공지능 알고리
즘들은 거의 대부분 의학영상과 관련된 것들이다(표 3-1).

　　같은 이유로, 식품의약품안전처로부터 의료기기 허가를 받은 의
료분야 인공지능 알고리즘들을 진료과에 따라 구분하면, 영상의학과
와 관련된 것들이 대다수이며, 소화기내과, 안과, 피부과, 병리과와

•• 표 3-1  우리나라 식품의약품안전처의 허가를 받은 인공지능 의료기기 현황
(2020년 9월 30일 기준)(3).

| 연번 | 품목명(등급) | 계 | 제조 | 수입 |
|------|------------|----|------|------|
| 1 | 의료영상분석장치소프트웨어(2) | 28 | 28 | - |
| 2 | 의료영상검출보조소프트웨어(2) | 12 | 12 | - |
| 3 | 의료영상전송장치소프트웨어(2) | 3 | 3 | - |
| 4 | 의료영상획득장치(2) | 2 | 2 | |
| 5 | 치과용영상전송장치소프트웨어(2) | 2 | 2 | - |
| 6 | 의료영상진단보조소프트웨어(3) | 6 | 5 | 1 |
| 7 | 홀터심전계(2) | 1 | - | 1 |
| 8 | 지각 및 신체 진단용 기구(2) | 1 | 1 | - |
| 9 | 체외진단용소프트웨어(3) | 1 | 1 | - |
| 10 | 초음파방광용적측정기(2) | 1 | - | 1 |
| 11 | 범용초음파영상진단장치(2) | 1 | - | 1 |
| | 계 | 58 | 54 | 4 |

관련된 알고리즘들도 거의 대부분 해당 분야의 의학영상을 분석하는 것들이다. 미국 Food and Drug Administration(FDA)의 허가를 받은 인공지능 의료기기들도 우리나라와 비슷한 현황을 보여준다(4, 5).

하지만, 최근에는, 의학영상 이외에 다양한 다른 종류의 의료데이터에 인공지능을 적용하려는 노력이 빠르게 증가하는 추세이다. 이에는 전자의무기록 데이터, 보건의료 청구 데이터, 유전체 데이터, 환자생성 건강 데이터 등이 포함된다(2). 또한, 여러 가지 형태의 의료데이터를 인공지능을 이용하여 종합적으로 같이 분석하려는 노력도 이루어지고 있다.

## ‖ 인공지능 의료기기의 임상 보급 현황

많은 수의 인공지능 알고리즘들이 이미 의료기기 허가를 받고 상업화 되어 있으나, 실제 임상 도입은 아직 매우 제한적이다(2-4). 이러한 현실은 인공지능 기술이 의료에 실제적인 영향을 주기 위해서는 앞으로 더 많은 발전과 개선이 있어야 한다는 것을 보여준다. 현재 임상진료에 사용되는 대표적인 인공지능 의료기기들에는 흉부 단순촬영 영상에서 이상을 검출하는 알고리즘, 유방촬영 영상에서 유방암을 검출하는 알고리즘, 손목뼈의 단순촬영 영상으로부터 골연령을 추정하는 알고리즘 정도가 포함된다. 의료기기는 아니지만 음성으로 되어 있는 의학적 기술을 문자로 변환해주는 인공지능기반

음성인식 알고리즘도 도입되고 있다.

### III   의료분야 인공지능 임상검증의 현재와 동향: 일반적 관점

모든 의약품이나 의료기기들은 환자에게 사용하기에 앞서 안전성과 유효성에 대해서 엄격한 검증 절차를 거쳐야 하며, 인공지능 의료기기도 예외가 아니다. 임상검증은 인공지능 알고리즘의 의료기기 허가 및 의료보험 적용을 위해서 필요한 절차 이상의 중요한 의미를 갖는다. 인공지능 의료기기가 궁극적으로 의료현장에서 소비되기를 바란다면 철저한 임상검증의 중요성은 아무리 강조해도 지나치지 않다. 엄격한 임상검증은 의료기술에 대한 소비자의 신뢰 형성에 있어 가장 중요한 요소이다. 특히, 동일한 기능을 하는 다수의 인공지능 알고리즘들이 여러 연구진들과 회사들에 의해 동시다발적으로 개발되는 현실을 고려할 때, 만일 어떤 인공지능 의료기기가 다른 동일 기능의 인공지능 의료기기들과 비교하여 임상검증이 더 잘 되어 있다면 보다 높은 경쟁력을 갖게 될 것이다.

그럼에도 불구하고, 의료분야 인공지능에 대한 부실한 임상검증이 아직까지 계속 문제로 지적되고 있다(6-10). 다행스럽게도, 의학적 진단/예측을 위한 인공지능 알고리즘들의 일반화에 대한 취약성에 대한 이해가 증가하며 아래에 열거한 항목들과 같이 인공지능 의료기기에 대한 적절한 임상검증의 중요성과 올바른 임상검증 방법에 대한 이해가 최근에 들어 점차 증가되고 있어 향후 보다 양질의 임상검증이 이루어질 것으로 기대된다(11-13).

- 외부검증의 중요성: 딥러닝과 같이 수학적으로 매우 복잡한 형태의 알고리즘은 데이터에 대한 의존성이 높아 학습데이터에서는 정확도가 매우 높으나 학습에 사용되지 않은 외부데이터에서는 정확도가 저하되는 현상을 보이며, 이러한 현상은 의료분야 인공지능 알고리즘들에서 특히 두드러지게 나타남. 인공지능 알고리즘을 실제 진료환경에 적용하였을 때 정확도가 감소하거나, 확률이 잘 맞지 않게 되고, 인공지능의 내부 출력 값을 사용자에게 제시하는 최종 결과로 변환하기 위한 임계값이 맞지 않게 되는 일이 발생함(표 3-2). 현재 의료분야 인공지능 알고리즘들 중 대다수는 일반화가 되지 못하는 것으로 알려져 있음(11-13). 따라서, 외부검증이 중요하지만 아직 의료분야 인공지능에 대한 외부검증이 부실한 것으로 알려져 있음(6, 9, 10). 한 체계적 문헌고찰에 따르면, 2018년 1월 1일 에서 8월 17일 사이에 출간된 의료 영상을 이용해 진단을 내리는 인공지능 알고리즘에 대한 연구 논문들 중 외부검증을 수행한 경우는 단지 6%에 불과하였고 이들 또한 실제 임상 상황을 잘 대표하는 자료를 이용한 것인지 불분명하였음(9).
- 의료진과 인공지능 알고리즘의 실제적 상호작용을 반영하는 검증의 중요성: 의료분야 인공지능 알고리즘들의 일반화에 대한 취약성을 고려할 때, 성능이 높은 인공지능이 예외적으로 일부 제한된 조건에서 특정 기능에 대하여 의료인을 대신할 수는 있겠지만, 기본적으로 인공지능은 의료인을 대신하는 독립적 도구

•• 표 3-2  의학적 진단/예측을 위한 인공지능 알고리즘들의 일반화에 대한
취약성을 보여주는 예

| Author | Algorithm | Result |
|---|---|---|
| Zech et al. (14) | CNN algorithm to detect pneumonia on chest radiographs | AUC of 0.931 in internal testing compared with 0.815 in external testing |
| Ting et al. (15) | CNN algorithm to detect referable diabetic retinopathy on retinal photographs | AUC ranging from 0.889 to 0.983 when tested externally at 10 different hospitals |
| Ridley (16) | CNN algorithm to detect intracranial hemorrhage on noncontrast head computed tomography scans | Sensitivity, specificity, and AUC of 98%, 95%, and 0.993, respectively, when tested internally compared with 87.1%, 58.3%, and 0.834, respectively, when tested on a real-world data set |
| Hwang et al. (17) | CNN algorithm to distinguish normal chest radiographs from abnormal chest radiographs that contain any of the four types of pathologies including malignancy, tuberculosis, pneumonia, and pneumothorax | When externally tested at five different hospitals with a single fixed threshold applied to the raw algorithm output, the specificity showed a wide range from 56.6% to 100%, while the sensitivity was less variable ranging from 91.3% to 100%. |
| Lee et al. (18) | CNN algorithm to categorize hepatic fibrosis (F0, F1, F2-3, and F4 according to METAVIR scoring) on B-mode ultrasonography images | Accuracy of 83.5% in internal testing compared with 76.4% in external testing |

출처: CNN, convolutional neural network; AUC, area under the curve.

가 아니라 의료인에게 정보를 제공하는 보조 도구의 역할을
함. 의료인은 인공지능이 제시하는 결과를 이용할 때 임상적
상황 및 다른 임상 정보를 적절히 같이 고려하여 최종 판단을
내려야 함. 따라서, 인공지능 자체의 기술적 성능뿐 아니라

의료진의 업무 방식 및 흐름 속에 인공지능이 어떻게 섞이고, 인공지능이 제시하는 정보가 어떠한 형태와 방식으로 의료진에 전달되며, 제공된 정보에 대해 의료진이 어떻게 반응하는지를 작위적 실험적 상황이 아닌 현실의 진료 상황 속에서 평가할 필요가 있음.

- 인공지능 알고리즘의 성능 평가와 더불어 임상적 유용성(clinical utility) 평가가 중요.
- 임상검증의 역할과 방법에 대하여 관련 제도 관점에서 이해할 필요가 있음.

**IV** 의료분야 인공지능 임상검증의 현재와 동향: 제도적 관점

인공지능 알고리즘에 대한 의료기기의 허가(대한민국 식품의약품안전처, 미국 FDA, 유럽 CE Marking 등)와 의료보험 급여여부 평가에 있어 임상검증 결과가 가장 중요한 요소이다. 따라서, 최근 이러한 제도적 관점에서 인공지능 의료기기의 임상검증에 대한 가이드라인이 정부기관 및 학술단체로부터 제시되고 있다(2, 13, 19, 20). 인공지능 의료기기는 대부분이 진단용 의료기기의 성격을 가지므로 일반적으로 진단용 의료기기의 허가와 의료보험 적용에 필요한 임상검증의 원칙들을 따르게 된다(12). 일반적으로, 의료기기 허가는 인공지능 알고리즘의 기술적 성능/정확도(technical validity/accuracy) 평가에 중

점을 두는 반면, 의료보험 적용은 인공지능 의료기기의 임상적 유용성 평가를 강조한다(12).

## 1. 의료기기 허가 관점

　우리나라의 경우 인공지능 알고리즘의 의료기기 허가와 관련하여 식품의약품안전처가 2017년 11월과 12월에 각각 '빅데이터 및 인공지능(AI) 기술이 적용된 의료기기의 허가·심사 가이드라인(민원인 안내서)'과 '인공지능(AI) 기반 의료기기의 임상 유효성 평가 가이드라인(민원인 안내서)'을 발표하였고 2019년 10월 일부 내용이 개정된 '빅데이터 및 인공지능 기술이 적용된 의료기기 허가·심사 가이드라인(민원인 안내서)(개정안)'과 '인공지능 기반 의료기기의 임상 유효성 평가 가이드라인(민원인 안내서)(개정안)'을 발표하였다. 또한, 이 기본 가이드라인들과 더불어 특정 기능의 인공지능 의료기기 허가를 위한 세부 가이드라인들도 제시하고 있다. 이 가이드라인들은 인공지능 성능의 외부검증을 강조하며, 인공지능 기반 의료기기 허가를 위한 임상시험에 사용하는 표본 데이터는 제품 개발 과정 동안 사용된 데이터와는 독립적이어야 한다고 제시한다.

　인공지능 알고리즘은 지속적인 학습을 통해 변할 수 있다. 이미 허가를 받은 인공지능 알고리즘에 대해 개별 병원이나 특정 진료환경의 데이터를 이용하여 추가로 학습을 시키거나 진료에 사용하는 과정에서 적절히 지속적으로 알고리즘 갱신을 한다면 인공지능 알고리즘의 일반화에 대한 취약성을 보완하는 데 도움을 줄 수 있다. 하지만, 추가의 학습을 잘못할 경우 알고리즘이 원래 가지고 있던 정확도를 오히려 훼손하는 문제가 발생될 수도 있다. 인공지능 알고리즘이 지속적인 학습을 통해 변할 수 있다는 점을 고려하여 지속적인 임상검증 및 재허가와 같은 관리체계가 필요한데 우리나라에는 아직 제도적인 대비가 마련되어 있지 않다. 미국 FDA가 이와 관련하여 2019년 4월 "Proposed Regulatory Framework for Modifications to Artificial Intelligence/Machine Learning(AI/ML)−Based Software as a Medical Device(SaMD)"를 제시하였다(21). 하지만, 아직 제도적으로 구체화되지는 않은 상태이다.

### 2. 의료보험 관점

의료보험 급여여부 평가에는 임상적 유용성에 대한 임상검증이 중요하다. 임상적 유용성 평가는 인공지능의 정확도에 대한 평가가 아닌 인공지능을 사용하였을 때 최종적으로 어떤 긍정적 또는 부정적 결과가 나타나는지를 평가하는 것이다. 가장 분명한 임상적 유용성은 환자의 진료결과가 개선되는 것이다(예: 치료효과 향상, 부작용 감소). 보다 넓은 의미에서 진단능의 향상도 유용성으로 볼 수 있겠지만 진단능의 향상이 반드시 환자의 진료결과 향상으로 이어지는 것은 아니다. 2019년 12월 보건복지부와 건강보험심사평가원은 '혁신적 의료기술의 요양급여 여부평가 가이드라인'을 통해 'AI기반 의료기술(영상의학분야)의 급여여부 평가 가이드라인'을 제시하였다. 우리나라가 다른 나라들에 비해 발 빠르게 의료분야 인공지능에 대한 의료보험 급여여부 평가 가이드라인을 제시한 상황이다. 이 가이드라인에 따르면, 인공지능 소프트웨어 기기를 사용함으로써 기존 의료

행위 대비 현저한 진단능력의 향상, 새로운 진단적 가치 창출 또는
치료효과성(즉, 궁극적으로 환자의 진료 결과가 향상됨), 또는 비용효과성
이 적절한 근거를 통해 입증된 경우에 인공지능 의료기기를 사용한
것에 대하여 의료보험을 통한 별도의 보상이 고려된다. 즉, 의료보험
적용을 위해서는 환자의 진료결과 향상이라는 궁극적인 임상적 유용
성의 입증이 중요하며 이와 더불어 사례에 따라서는 인공지능 알고
리즘을 사용하였을 때 진단능력의 향상이 있다는 것만으로도 의료보
험 급여를 인정할 수 있다는 약간의 유연성을 보여주고 있다.

　　우리나라에는 인공지능 의료기기 사용에 의료보험이 인정된 사
례가 아직 없다. 외국의 경우에도, 넓은 의미의 인공지능에 포함되는
과거 방식의 컴퓨터보조진단에 의료보험이 적용되었던 사례를(20,
22) 제외하고는 확인된 의료보험 인정 사례가 없다가 최근 미국의
Centers for Medicare and Medicaid Services(CMS)에서 인공지능 의
료기기 사용에 대해 의료보험을 인정하는 "최초"의 사례가 등장하였
다(23). 이 인공지능 의료기기는, 뇌졸중이 의심되어 두부 전산화단층
촬영 검사를 할 경우 검사와 동시에 인공지능이 영상을 분석하고 혈
전으로 인한 뇌의 큰 혈관 폐쇄가 의심되는 경우 응급 혈전용해술을
시행할 의료진들에게 즉시 연락을 하는 기능을 한다. CMS는 이 인공
지능 의료기기를 사용할 경우 new technology add-on payment
(NTAP)라는 이름의 가산료(새로운 CPT 보험급여 코드는 아님) 형태로
최대 1,040달러를 의료기관에 추가 지급한다. 얼핏 보기에는 매우
큰 직접적 금전적 보상을 주는 것처럼 생각될 수도 있으나 사실은
그렇지 않으며 내용을 좀 더 자세히 살펴보면 인공지능 의료기기에
대한 의료보험 적용을 위해서는 어떤 임상검증과 추가의 고려가 필

요한지를 이해하는 데 도움이 된다(23).

CMS는 이러한 환자들의 진료에 대해 기본적으로 포괄수가제(DRG)로 급여를 지급한다. 따라서, 이 인공지능 의료기기를 사용할 경우 추가의 비용이 발생하여 의료기관이 금전적 손실을 입을 우려가 있을 수 있다. NTAP를 통한 가산료 지급은, 만일 의료기관이 이와 같이 손실을 입을 경우 손실의 65%에 대해서 CMS에서 보상을 하되 보상액의 상한은 1,040달러로 한다는 내용이다(23, 24). 그런데, 아직 전문가 동료심사를 거치지 않은 소규모 연구결과에 따르면, 이 인공지능 의료기기를 사용할 경우 환자들에 대한 대처 속도가 유의하게 빨라져 결과적으로 환자들의 진료 결과를 향상시키며, 따라서, 궁극적으로 진료에 소요되는 총 비용도 감소시킬 수 있을 것으로 기대된다(가령, 질환과 관련된 치료효과도 높이고 부작용도 줄이며 환자를 빨리 치료하고 퇴원시켜 재원기간 단축에 의한 비용절감)(25). 결과적으로 의료기관에 손실이 발생하지 않는다면 가산료는 의미가 없게 된다. 이와 더불어, 빠른 대처로 인해 중재적 혈전용해술 치료의 대상이 될 수 있는 환자들이 늘게 되면 중재적 혈전용해술 증가를 통해 병원의 수입이 증가된다(중재적 혈전용해술에 대한 급여는 DRG 급여에 포함되지 않는 별도의 급여이다). 즉, 인공지능 의료기기를 사용하는 것에 대해서 직접적으로 추가의 금전적인 보상이 제공된다기보다 실제로는 의료기관에 간접적인 금전적 보상이 발생될 가능성이 높다. 더 나아가, 진료에 소요되는 전체 비용이 감소된다면 의료기관의 이익에 영향을 주지 않으면서 DRG 지급 규모를 줄일 수도 있을 것이다. 이렇게 된다면 인공지능 의료기기를 사용함으로써 환자에게는 혜택을 주면서도 의료비 지출을 부분적으로 감소시키는 효과를 거둘 수 있다. 따

라서, 이 사례는, 인공지능 의료기기에 대한 의료보험 적용을 위해서
는 환자의 진료결과 향상이라는 근본적 임상적 유용성을 보여주는
것이 중요하다는 점과 의료비의 증가를 피할 수 있는 방향으로 임상
적 유용성을 구현하는 것이 좋다는 것을 보여준다.

## Ⅴ  요약

    이미 의료기기 허가를 받고 상업화되어 있는 많은 인공지능 알
고리즘들이 있으나, 실제 임상 도입은 아직 매우 제한적이다. 의료기
기 허가를 받은 의료분야 인공지능 알고리즘들은 거의 대부분 의학
영상과 관련된 것들이지만, 최근에는, 의학영상 이외에 다양한 다른
종류의 의료데이터에 인공지능을 적용하려는 노력이 빠르게 증가하
는 추세이다. 인공지능 알고리즘에 대한 임상검증은 의료기기 허가
및 의료보험 적용을 위해서 필요한 절차 이상의 중요한 의미를 갖는
다. 엄격한 임상검증은 의료기술에 대한 소비자의 신뢰 형성에 있어
가장 중요한 요소이다. 의료분야 인공지능에 대한 부실한 임상검증
이 아직까지 계속 문제로 지적되고 있지만, 다행이, 적절한 임상검증
의 중요성과 올바른 임상검증 방법에 대한 이해가 증가되고 있다.
의료기기 허가 및 의료보험 급여여부 평가와 같은 관련 제도 측면에
서도 인공지능 의료기기의 임상검증에 대한 가이드라인이 정부기관
및 학술단체로부터 제시되고 있다.

## ·· 참고문헌

1.  Topol EJ. High－performance medicine: the convergence of human and artificial intelligence. *Nat Med* 2019;25:44－56

2.  박성호, 임태환. 인공지능: 보건의료전문가를 위한 길라잡이. 파주: 군자출판사 2020

3.  [보도참고] 식약처, 다가올 의료 인공지능(AI) 미래를 준비한다. 식품의약품안전처 Web site. https://www.mfds.go.kr/brd/m_99/view.do?seq＝44685. Accessed Nov 08, 2020

4.  FDA Cleared AI Algorithms. American College of Radiology Data Science Institute Web site. https://www.acrdsi.org/DSI－Services/FDA－Cleared－AI－Algorithms. Accessed Nov 08, 2020

5.  FDA－approved A.I.－based algorithms. The Medical Futurist Website. https://medicalfuturist.com/fda－approved－ai－based－algorithms/. Accessed Nov 20, 2020

6.  Wynants L, Van Calster B, Collins GS, Riley RD, Heinze G, Schuit E, et al. Prediction models for diagnosis and prognosis of covid－19 infection: systematic review and critical appraisal. *BMJ* 2020;369:m1328

7.  Nagendran M, Chen Y, Lovejoy CA, Gordon AC, Komorowski M, Harvey H, et al. Artificial intelligence versus clinicians: systematic review of design, reporting standards, and claims of deep learning studies. *BMJ* 2020;368:m689

8.    Freeman K, Dinnes J, Chuchu N, Takwoingi Y, Bayliss SE, Matin RN, et al. Algorithm based smartphone apps to assess risk of skin cancer in adults: systematic review of diagnostic accuracy studies. *BMJ* 2020;368:m127

9.    Kim DW, Jang HY, Kim KW, Shin Y, Park SH. Design characteristics of studies reporting the performance of artificial intelligence algorithms for diagnostic analysis of medical images: results from recently published papers. *Korean J Radiol* 2019;20:405−410

10.   Liu X, Faes L, Kale AU, Wagner SK, Fu DJ, Bruynseels A, et al. A comparison of deep learning performance against health−care professionals in detecting diseases from medical imaging: a systematic review and meta−analysis. *Lancet Digit Health* 2019;1:e271−e297

11.   Kelly CJ, Karthikesalingam A, Suleyman M, Corrado G, King D. Key challenges for delivering clinical impact with artificial intelligence. *BMC Med* 2019;17:195

12.   Park SH, Choi J, Byeon JS. Key principles of clinical validation, device approval, and insurance coverage decisions of artificial intelligence. *J Korean Med Assoc* 2020;63:696−708

13.   Larson DB, Harvey H, Rubin DL, Irani N, Tse JR, Langlotz CP. Regulatory Frameworks for Development and Evaluation of Artificial Intelligence−Based Diagnostic Imaging Algorithms: Summary and Recommendations. *J Am Coll Radiol* 2020:S1546−1440(20)31020−6.

14.   Zech JR, Badgeley MA, Liu M, Costa AB, Titano JJ, Oermann EK. Variable generalization performance of a deep learning

model to detect pneumonia in chest radiographs: A cross−sectional study. *PLoS Med* 2018;15:e1002683

15. Ting DSW, Cheung CY, Lim G, Tan GSW, Quang ND, Gan A, et al. Development and Validation of a Deep Learning System for Diabetic Retinopathy and Related Eye Diseases Using Retinal Images From Multiethnic Populations With Diabetes. *JAMA* 2017;318:2211−2223

16. Deep−learning algorithms need real−world testing. AuntMinnie.com Web site. https://www.auntminnie.com/index.aspx?sec=nws&sub=rad& pag=dis&ItemID=123871. Accessed Nov 08, 2020

17. Hwang EJ, Park S, Jin KN, Kim JI, Choi SY, Lee JH, et al. Development and Validation of a Deep Learning−Based Automated Detection Algorithm for Major Thoracic Diseases on Chest Radiographs. *JAMA Netw Open* 2019;2:e191095

18. Lee JH, Joo I, Kang TW, Paik YH, Sinn DH, Ha SY, et al. Deep learning with ultrasonography: automated classification of liver fibrosis using a deep convolutional neural network. *Eur Radiol* 2020;30:1264−1273

19. Pesapane F, Volonté C, Codari M, Sardanelli F. Artificial intelligence as a medical device in radiology: ethical and regulatory issues in Europe and the United States. *Insights Imaging* 2018;9:745−753

20. Park SH, Do K−H, Choi J−I, Sim JS, Yang DM, Eo H, et al. Principles for evaluating the clinical implementation of novel digital healthcare devices. *J Korean Med Assoc* 2018;61:765−775

21.   Proposed Regulatory Framework for Modifications to Artificial Intelligence/Machine Learning (AI/ML) — Based Software as a Medical Device (SaMD). US FDA Web site. https://www.fda.gov/media/122535/download. Accessed Nov 08, 2020

22.   Lehman CD, Wellman RD, Buist DS, Kerlikowske K, Tosteson AN, Miglioretti DL. Diagnostic Accuracy of Digital Screening Mammography With and Without Computer — Aided Detection. *JAMA Intern Med* 2015;175:1828 — 1837

23.   Will Medicare reimbursement propel radiology AI market? AuntMinnie.com Web site. https://www.auntminnie.com/index.aspx?sec = sup&sub = aic&pag = dis&ItemID = 130269. Accessed Nov 08, 2020

24.   What could add — on payment for Viz AI's stroke detection software mean for other AI products? American College of Radiology Web site. https://www.acr.org/Practice — Management — Quality — Informatics/ACR — Bulletin/Articles/November — 2020/A — New — Era. Accessed Nov 19, 2020

25.   Morey JR, Fiano E, Yaeger KA, Zhang X, Fifi JT. Impact of Viz LVO on Time — to — Treatment and Clinical Outcomes in Large Vessel Occlusion Stroke Patients Presenting to Primary Stroke Centers. medRxiv 2020.07.02.20143834; doi: https://doi.org/10.1101/2020.07.02.20143834

●●04
# 보건의료빅데이터 연구와 연구 윤리

[ 양현종 ]

대한의학회 임상진료지침실행위원회
순천향대학교의과대학 소아청소년과학교실
순천향대학교부속 서울병원 소아청소년과

보건의료빅데이터 활용을 통한 국민건강 향상을 비전으로, 의료 질 향상 및 보건의료 정책 개선, 그리고 보건의료빅데이터의 안전하고 투명한 활용을 목표로 2018년 11월 보건복지부 의료정보정책과에서 보건의료빅데이터 시범사업을 추진하고 있다.[1]

보건의료빅데이터 시범사업은 보건의료 분야 4개 기관(질병관리청, 국민건강보험공단, 건강보험심사평가원, 국립암센터)의 데이터를 개인 단위로 연계, 공공적 목적 연구에 활용할 수 있도록 연구자에게 개방하는 사업으로, 시범사업을 통해 보건의료빅데이터 활용을 통한 국민건강 향상을 위한 다양한 정책 및 제도를 개선하고자 하는 목적으로 진행 중이다. 이번 지면을 통해 국내 공공·민간 보건의료빅데이터 연구 내용과, 법적 윤리적 현안들에 대해 기술하고자 한다.

---

1 보건의료빅데이터 시범사업. 보건복지부 의료정책과. 2019.11. https://hcdl.mohw.
 go.kr/BD/Portal/Enterprise/DefaultPage.bzr?tabID=1003&ftab=1003

## I   보건의료빅데이터 시범사업 개요

환자중심 의료 질 평가, 국민건강증진 성과 달성, 통합적 의료 연계, 결과중심 가치 평가 등 치료 중심에서 예방 건강관리 중심의 의료 패러다임 변화로, 데이터 기반 질병 예측·예방과 보건 정책 수립을 통한 보건의료시스템의 보장성 강화 및 성과 향상이 필요하다. 따라서 기존 정부공공기관 중심의 정책 연구를 넘어선, 데이터 기반의 자유로운 공중보건·사회정책 연구의 필요성이 높아지고 있다.

우리나라는 단일 건강보험 및 청구시스템으로 인해, 전 국민 대상 건강보험청구자료 빅데이터와 국가건강검진자료데이터를 구축하고 있고, 질병관리청(구, 질병관리본부) 및 다양한 공공 기관에서 조사·수집한 한국인 유전체 역학조사사업자료, 국민건강영양조사, 지역사회건강조사 및 청소년 건강행태온라인조사, 중앙 암 등록자료, 국민구강건강실태조사, 노인실태조사, 전국다문화가족 실태조사, 영아모성사망조사, 전국 출산력 및 가족 보건복지실태조사, 한국복지패널, 고령화연구패널, 의료 패널 등 수 많은 공공 보건의료빅데이터를 보유하고 있다. 다만, 기관 및 데이터간 연계 플랫폼의 부재, 거버넌스 및 지원 체계 부재, 규정 및 법령 부재 등의 이유로 데이터 연계 연구가 불가능했으나, 이번 시범 사업을 통해 이러한 제한을 극복하고 좀 더 가치 있는 데이터 제공 및 연구를 통한 국민건강증진이라는 궁극적 목표 달성을 위한 첫 발을 내 딛을 수 있게 되었고, 최근 의료데이터 보호활용기술개발 사업 등을 통해 국가 차원에서 다양한 공공데이터 연계를 통한 연구를 지원하고 있다.

## II  보건의료빅데이터 시범사업 추진 방법

공공 보건의료 분야 4개 기관(질병관리청, 국민건강보험공단, 건강보험심사평가원, 국립암센터)의 데이터를 개인 단위로 연계, 공공적 목적 연구에 활용 할 수 있도록 지원하는 플랫폼을 구축하고, 정책심의위원회 및 연구평가소위원회를 통해 연구의 공공성, 데이터 연계의 필요성 및 제공 범위의 적절성, 비식별화를 통한 개인정보 보호 등을 심의하고, 연구를 지원하고 있다.

보건의료빅데이터 연계 플랫폼 구축, 제도·지침 마련, 거버넌스 구축, 법·제도 개선, 지원 체계 확립이라는 5개 세부 과제를 추진하고 있으며, 공익을 최우선으로 하며 성보주체의 권리를 철저히 보호하는 등의 3대 추진원칙(표 4-1)을 적용한 시스템을 개발하고 있다.

•• 표 4-1  보건의료빅데이터 정책의 3대 추진 원칙

| 원칙 | 내용 |
| --- | --- |
| 1. 공공적 목적 | • 보건의료빅데이터는 국가적 보건의료 체계의 운영 과정에서 수집된 개인건강정보인 점을 고려, 공공적 목적으로 활용하는 것을 원칙으로 한다.<br>• 공공적 목적에 대한 구체적인 범주 등은 거버넌스를 통해 정의한다. |
| 2. 시민단체·전문성에 기반한 논의구조 구축 | • 보건의료빅데이터 거버넌스(논의구조)는 사회 각계각층을 대변하는 위원으로 구성한다.<br>• 시민참여를 통해 민주적 의사결정 과정을 운영하되, 기술적 난이도 등을 고려하여 전문성 또한 균형 있게 추구한다. |
| 3. 현행 법령에 근거하여 정보주체의 권리를 철저히 보호 | • 개인정보보호법 등 현행 법규에서 규정하고 있는 절차 및 방법에 따라 개인정보를 보호한다. |

이를 통해 2019년 7월 공공 보건의료 분야 4개 기관에 분산된 데이터를 개인 단위로 연계한 보건의료빅데이터 연계 플랫폼을 첫 개통하였다.

## III  보건의료빅데이터 관련 법제 개선 추진 노력

시범사업을 통해 보건의료데이터의 속성, 데이터 활용 의학연구의 중요성 등을 고려한 보건의료 정보의 체계적 보호와 활용을 목적으로 하는 법제 개선을 추진하고 있다. 현행 개인정보보호법은 유전체, 키, 체중, 진료기록 등 다양한 건강정보를 하나의 분류로 규정하여 종류별 처리 방법 및 안전 수칙, 허용 범위 등 세분화가 되어 있지 않아, 연구 용역을 통해 건강정보의 민감성, 중요성 등을 고려한 세분화된 법제 개선방안을 검토하고 있다. 동시에 보건의료빅데이터의 공개와 활용에서 가장 크게 이슈가 되는 개인의 권리 범위 및 보호 방안, 활용 절차 및 원칙, 활용자의 법적 책임 및 처벌 등에 대한 법제 개선을 추진하고 있다. 세부적으로는 보건의료빅데이터의 원천적 권리 소유자인 개인 보호 방안 마련, 정보 수집 및 보유기관의 보유·관리·활용 절차 개선, 보안 조치 및 악의적 이용에 대한 처벌 조항 등 법적 안전장치 마련 등을 포함한다.

## Ⅳ 보건의료빅데이터 플랫폼을 활용한 공공적 목적 연구 대상

1) 취약계층 건강권 관련 연구
2) 사회적 건강위험 관련 연구
3) 질환 양태 및 대책 관련 연구
4) 보건의료 전달체계 관련 연구
5) 보건·복지 정책개선 관련 연구
6) 희귀·난치 질환 관련 연구
7) 의약품 부작용 관련 연구
8) 의료기술 간 효과비교 연구

## Ⅴ 민간영역에서의 보건의료빅데이터 구축 현황

민간 영역에서는 의료기관이 환자 진료 과정에서 수집한 임상 데이터와 개인이 모바일 장치 또는 사물인터넷 등을 통해 수집한 스트림 데이터 등으로 구분할 수 있다.

의료기관이 수집한 임상데이터는 고전적인 환자 및 건강검진 전자의무기록(Electronic medical record) 데이터 및 의료기관내 전사적 자원 관리(Enterprise resource planning) 데이터뿐만 아니라, 웹 또는 모바일 홈페이지를 통해 수집한 잠재적 환자 데이터와, 모바일 또는 사물인터넷으로 측정한 라이프로그(lifelog)까지 그 범위가 확대되고 있으며, 정밀해 지고 있다.

최근 보건복지부의 데이터 중심병원 지원사업[2·3], 산업통산자원부(이하 산자부) 주도의 공통데이터모델 기반 분산형 바이오헬스 통합 데이터망 구축(Feeder-net) 및 정밀의료데이터 통합 플랫폼 구축 사업,[4] 한국의약품안전관리원(이하 안전원)의 EHR 기반 공통데이터모델 구축 지원사업(Moa-net)[5] 등, 의료기관에 분산된 정보들의 표준화를 통한 연계 사업이 진행되고 있다. 그 결과 42개 기관을 대상으로 진행 중인 feeder-net 분산형 바이오헬스 통합 데이터망 구축 사업은 2020년 10월 기준 28개 의료기관 대상 4천 1백만 명 EMR 데이터를 공통데이터로 변환 완료하였고, 9개 기관이 변환중이다. 안전원이 구축중인 Moa-net 병원자료 분석네트워크는 2020년 10월 기준 총 19개 의료기관이 구축 완료하였으며, 2020년 말까지 5개 기관이 구축 완료될 예정이다.

2 분산형 바이오헬스 빅데이터 사업단. 산업통산자원부. 2018.05.16.  http://www.motie.go.kr/motie/ne/ps/photonews/bbs/bbsView.do?bbs_cd_n=10&bbs_seq_n=22317

3 2020년 보건의료 데이터 중심병원 지원사업 공모. 보건복지부. 2020.06.08. http://www.mohw.go.kr/react/al/sal0101vw.jsp?PAR_MENU_ID=04&MENU_ID=040102&CONT_SEQ=354922

4 2019년도 CDM기반 정밀의료데이터 통합 플랫폼 기술개발사업. 산업통산자원부. 2019.01.28.  http://www.motie.go.kr/motie/ne/announce2/bbs/bbsView.do?bbs_seq_n=65187&bbs_cd_n=6

5 병원 EHR 기반 공통데이터모델(CDM) 확대 구축. 한국의약품안전관리원. 2018.02.06. .https://www.drugsafe.or.kr/iwt/ds/ko/bbs/EgovBbs.do?bbsId=BBSMSTR_000000000011&nttId=2398&pageIndex=1&searchCnd=0&searchWrd=공통데이터

　공통데이터모델을 적용한 두 개의 분석네트워크 구축의 목표는 주관 부서에 따라 큰 차이를 보이고 있으며, 산자부는 바이오헬스 산업 육성 및 산업화의 기치 하에 임상시험 플랫폼 구축, 정밀의료데이터 연계 등 신산업 육성에 초점을 맞추고 있으며, 안전원은 의약품 부작용 능동적 감시 모니터링 시스템 구축을 목적으로 시스템 표준화와 신속한 의약품 부작용 탐색 및 예방에 초점을 맞추고 있다. 보건복지부 주도의 의료데이터 중심병원 지원 사업은 대형 병원의 고품질 의료데이터를 활용해서, 데이터 기반 의료 기술 연구 및 신약·의료기기·인공지능·정밀의료 등 4차 산업혁명을 선도하는 신기술 개발에 초점을 맞추고 있다.

　바이오헬스는 미래차, 시스템반도체와 함께 3대 핵심 육성 전략 사업으로 선정되어 국가 차원에서 중점 육성 지원 대상이 되었고,[6] 2020년 8월 5일 데이터 3법 시행 이후 공공뿐만 아니라 민간 영역의 보건의료빅데이터 연구가 날개를 달게 되었다. 분명히, 산업적 측면에서 보건의료빅데이터는 다양한 융복합 ICT 산업의 혁신 강화를 통해, 국가 경쟁력 및 위상 강화에 큰 기여를 할 것이다. 다만, 개인 정보 보안을 포함한 연구 윤리가 더욱더 중요한 시기가 되었다.

---

6 2020 범부처 R&D 부처합동설명회. https://www.khidi.or.kr/board/view?linkId= 48820157&refMenuId=MENU01522&menuId=MENU01521&schStartDate=&sch EndDate=&categoryId=

## VI 법적 윤리적 현안

　　최근 국가 주도 범부처전주기의료기기연구개발사업을 통해 산학연 융복합 연구의 시대가 도래 하였고, 예상을 웃도는 지원 성과로 4차까지 사업이 연장되었다. 이 사업을 통해 사물인터넷, 인공 지능, 가상현실 증강 장치 등 다양한 의료기술 개발 사업이 진행 중이며, 더 많은 사업이 진행될 예정이다.

　　이러한 사업을 통해 연구 사업에서 수집한 유전체, 라이프로그, 진료기록 등 민감한 의료 정보의 관리 보안에 대한 우려가 제기되고 있다. 고전적인 임상 연구의 경우 연구 참여자의 자발적인 참여 및 참여 철회가 보장되어 있고, 참여를 철회한 참여자의 모든 정보는 폐기하게끔 규정되어 있어 참여자가 의도하지 않은, 허락하지 않은 정보 활용이 원천적으로 제한되어 있다. 그러나 인공지능, 사물인터넷과 같은 경우 연구자가 참여 철회를 하였을 때 정보 처리 방안에 빈틈이 존재한다. 비식별화된 데이터의 경우 참여자가 연구 참여를 철회했을 때 해당 참여자의 데이터를 식별화해서 폐기해야 할 것인가? 그렇게 한다면 과연 비식별화된 데이터인가? 비식별화된 데이터이기 때문에 참여 철회에 상관없이 폐기할 의무가 없는가? 산업적 측면에서는 재식별화를 통해 데이터를 폐기한다는 것은 비현실적인 문제일 것이나, 개인정보보호 측면에서는 매우 당연한 일일 것이다.

　　또한 공통데이터모델을 통한 분산형 데이터망이나 건강보험청구데이터와 같은 비식별 빅데이터의 경우에서도, 특정 희귀 질환, 특정 회사 의약품 등의 재식별 이슈가 끊임없이 제기되고 있다. 공통데이터모델에서는 연간 5명 이하 발생 질환은 식별 가능성이 높아 데이터화하지 않고 있으며, 청구데이터 역시 재식별 차단을 위해 기관 자체에서 최선의 노력을 하고 있으나, 연구자의 의도 또는 타 참고 데이터 활용을 통해 어느 정도 재식별화가 가능하다는 문제가 있어 이러한 데이터 활용 연구에 대한 부정적인 시각이 존재한다. 이러한 문제를 극복하기 위해서는 연구자 스스로의 자정 노력과 연구 윤리 강화가 필수적일 것이다.

## Ⅶ 보건의료빅데이터 연구 윤리 개선 방안

그 어떤 법적, 제도적 장치에도 연구 윤리 위반은 계속되어 왔다. 단순한 처벌 강화만으로는 이러한 위반을 완벽하게 예방할 수 없으며, 결국 연구자 스스로의 자정 노력과 연구 윤리 강화가 핵심일 것이다. 특히, 바이오헬스 육성 전략 및 데이터 3법 시행으로 인해, 이러한 연구 윤리는 사익을 최우선으로 하는 민간 사업자에게까지 확대되어야 할 것이다. 현재의 연구 윤리 규정이나 내용은 비의료인, 비연구자에게는 너무 무겁고 어려운 내용들로 구성되어 있다. 게다가 비의료인의 경우 교육 대상에 포함되어 있지 않다. 보건의료빅데이터는 이제 더 이상 단순한 빅데이터가 아니라 바이오헬스 산업의 한 축이므로, 의료인뿐만 아니라 관련 개발자 전체를 대상으로 하는  연구 윤리 교육이 필요할 것이다. 연구에 적용되는 모든 교육

과 규정은 연구 대상을 포함한 모든 참여자의 눈높이를 반드시 고려
하여야 할 것이다. 현재의 연구 윤리 교육은 주로 의료인의 눈높이
에 맞춰 있기 때문에 바이오헬스 사업 관련 개발자, 사업자, 연구자
를 포함한 피교육자의 눈높이를 맞춘 연구 윤리 교육 확대가 필수적
일 것이다.

PART 2

# 혁신기술
# 개발관점에서
# 의료융합

# 4차 산업혁명 시대의
# 스마트 헬스케어 산업의 현황과 전망

김홍진

대한의학회 임상진료지침실행위원회
하이케어넷㈜ COO/전무이사
㈜인성정보 헬스케어사업부 본부장

## I  헬스케어 산업의 구조적 특징과 스마트 헬스케어

헬스케어 산업은 가치사슬(Value-Chain)상에서 다른 산업과는 다른 구조적 특징을 보인다. 일반적으로 산업 가치사슬은 '소비자 - 공급자 - 유통자 - 제조자'로 이루어지는 4단계의 가치사슬로 구성되나, 헬스케어 산업은 '소비자'가 '지불자(Payer)'와 '재정적 중개자(Fiscal Intermediaries)' 즉, 의료보험이라는 중개자가 존재하여, 서비스 소비자와 서비스 공급자간의 거래를 중개한다는 지불구조상의 차이점이 존재한다.

이러한 지불구조상의 특성으로 인하여, 보험의 유형에 따라 헬스케어 비즈니스 모델의 구성에 차이점이 발생하기 때문에, 새로운 비즈니스를 구성할 때에는 반드시, 보험 구조를 잘 파악하여야 한다. 보험의 지불유형에 따라, 친화적인 비즈니스와 덜 친화적인 비즈니스로 구분될 수 있기 때문이다.

•• 그림 5-1   지불제도와 헬스케어 Value-Chain

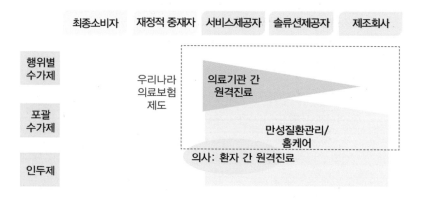

스마트 헬스케어에서의 대표적인 비즈니스인 원격의료의 경우에도 위 [그림 5-1]과 같이, 의사-환자간 직접적인 원격진료는 인두제나 포괄수가제 지불구조에 친화적이고, 행위별 수가제에서는 상대적으로 적합하지 않다. 행위별 수가제에서는 의료서비스의 공급과 수요 양측면에서의 억제가 필수적인데, 원격진료는 효과적인 통제력을 갖기 어렵기 때문에, 별도로 다양한 제한조치를 가할 수밖에 없게 된다. 새로운 기술과 혁신으로 무장한 비즈니스 모델이라 하더라도, 헬스케어 산업이 가지고 있는 구조적 특성을 감안하여, 시장에서 작동 가능한 모델로 잘 디자인할 필요가 있는 것이다.

## Ⅱ  빅데이터와 스마트 헬스케어

헬스케어는 데이터의 비중이 비교적 높은 분야이지만, 최근 유전체 분석과 IoT 등 환자로부터 얻어지는 데이터가 비약적으로 증가하면서 빅데이터 기술이 효과적으로 적용될 수 있는 대표적인 분야로 꼽히고 있다.

빅데이터 분석은 크게 두 가지 방향으로 구분할 수 있는데, 하나는 전통적인 의료의 영역으로 정확한 진단이나 오류를 찾아내는 기술을 통해 의사와 같은 전문가의 역할을 대신하거나 보조하는 분야이고, 또 하나는 보다 사람(환자)의 관점에서 필요한 결과를 도출하거나 행동에 영향을 미치는 요인들을 찾아내고 활용하는 기술 분야이다.

전자는 주로 전통적 의료정보를 활용하여 진단, 추론하는 역할로 IBM의 왓슨과 같은 전문가 시스템이 해당하고, 후자는 건강지표(Health Index)와 같이 일반인의 커뮤니케이션이나 의료서비스에 대한 수용성 제고를 위한 데이터 기법을 예로 들 수 있음

빅데이터 기반 전문가 시스템은 병원의 EMR과 같은 방대한 의료정보를 분석하여, 환자의 문제를 신속히 찾아내고, 환자에게 부작용이 적고 효과가 높은 치료방법을 가장 근접하게 찾아내는 것을 도와줄 수 있고, 막대한 비용이 드는 임상시험 대신 시뮬레이션을 통해 신약개발 과정에서 새로운 효과나 부작용을 세밀하게 찾아낼 수 있게 해 준다.

지노타이핑(Genotyping) 분야의 대표적인 기업인 23andMe는 단기간에 50만명 이상의 유전체 정보를 확보하여, 제넨텍(Genentech)이나 화이자와 같은 글로벌 제약기업과 신약개발에 참여하고 있고, IBM은 Wellpoint 보험회사에 왓슨(Watson) 암치료 컨설팅 프로그램을 보급하고 있음.

•• 그림 5-2   23andMe에서 제공하는 $99 유전체 분석 킷

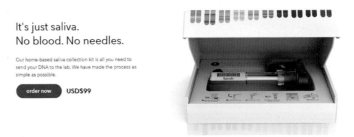

출처: www.23andme.com

　　사람의 행동과 생활에 초점을 둔 건강지표와 같은 분야는 환자의 행동양식과 변화상태를 모니터링하고 관리하는 상호작용형 서비스의 기반이 되고 있는데, 특히, 스마트 헬스케어는 전통적인 의료정보에서 얻을 수 없는 '서비스 과정에서의 환자의 행동과 반응에 대한 정보'를 담아낼 수 있어, 보다 정교하고 효과적인 서비스를 구현할 수 있다는 점에서 관심이 높아지고 있다. 건강지표(Health Index)는 일반인이 이해하기 쉽도록 복잡한 데이터를 효과적으로 축약, 가시화함으로써, 환자와의 커뮤니케이션을 효과적으로 이끌어낼 수 있게 해 준다.

미국스포츠의학학회(ACSM, America College of Sports Medicine)는 미
국 국민의 체력수준과 관련된 데이터를 연구, 분석하여, 미국의 주요 도시
별 건강수준을 쉽게 비교할 수 있도록 미국건강지수(American Fitness
Index)를 공개하여, 헬스케어 분야에 다양하게 활용되고 있음.

•• 그림 5-3   ACSM에서 제공하는 미국건강지수(AFI) 도시별 건강순위

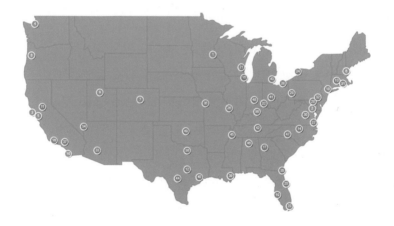

출처: www.americanfitnessindex.org

## III  IoT와 스마트 헬스케어

스마트폰이나 웨어러블 센서 등과 같이 IoT 기기와 기술이 발전하면서, 보다 정교한 서비스가 가능해지고 있는데, 마이닝 마인즈 (Mining Minds)와 같이 사람의 행동변화에 영향을 주는 요인들을 찾아내어 실제 서비스 과정에서 이른바 넛지 기법을 통해 행동이 일어나도록 하는 기술이 개발되고 실제 서비스 과정에 시도되고 있다.

다양한 웨어러블 기기와 IoT 기술은 환자의 상태를 감지, 예측, 추론하는 데 필요한 중요한 정보를 제공하여, 헬스케어 서비스의 효과성을 높이는 데 기여하고 있다.

IoT는 전통적인 의료정보에는 존재하지 않는 환자의 실시간 건강상태 변화에 대한 정보를 파악할 수 있게 해줄 뿐만 아니라, 환자의 행동변화와 반응에 관련되는 라이프 로그(Life-log) 정보와 헬스케어 서비스에 대한 수용성(복약 순응도 등 환자가 치료과정에 성실히 임하고 있는가에 대한 정보)을 담아낼 수 있다.

IoT에 빅데이터 기술이 접목되면, 헬스케어 서비스에 대한 이용자의 반응과 행동양태를 예측할 수 있어, 보다 효과적인 헬스케어 서비스가 가능해지는데, 궁극적으로는 이용자의 행동을 실제로 유발해 낼 수 있는 요인을 찾아내어, 이를 서비스에 접목할 수 있다.

스마트 헬스케어의 IoT는 개별적인 디바이스나 시스템을 넘어서 점차 플랫폼 기반으로 발전하고 있고, 이에 대한 글로벌 기업간의 주도권 싸움도 본격화될 전망이다. 병원, 신약개발 등 전문가의 영역에서는 아직까지 개별적인 시스템이 일반적이지만, 환자가 활용해야 하는 스마트 헬스케어 분야에서는, IoT, 웨어러블 디바이스는 사용기간이 비교적 길고, 일상생활에서 지속적인 데이터 수집과 커뮤니케이션이 일어나야 하기 때문에, 점차 전용 디바이스나 시스템보다는 범용적 플랫폼으로 이동하고 있는 경향이다.

## Ⅳ 정밀의료와 스마트 헬스케어

정밀의료(Precision Medicine)는 '유전자, 환경, 생활습관 등 개인의 다양성을 감안하여 질병을 치료하고 예방하는 새로운 접근법'으로, 유전체 분석 결과 및 의료, 임상 기록뿐만 아니라 환경, 생활습관 등 다양한 정보를 종합하여 어떤 치료법과 예방전략이 가장 효과적일지 보다 정밀하게 예측하고 대응하는 것이다.

정밀의료가 구현되면, 개인에게 가장 최적화된 정확하고 세밀한 치료 방법을 알아내는 것은 물론, 개인의 생물학적 특성과 환경, 생활상의 특성을 반영한 치료 과정(개인의 선호와 습관에 적합한)을 수행할 수 있고, 또한, 질병 발생 전에 위험요인을 제거하거나 감소시키는 방법(약물, 운동, 식이요법 등 다양한 제품과 활동)이 제공되고, 심지어 예방적 수술도 이루어질 수 있다.

미국 오바마 대통령은 2015년 1월 연두교서 연설에서 "암이나 당뇨병과 같은 질병 치료에 한 걸음 더 다가가고 우리 가족의 건강을 지키는 데 필요한 개인 정보를 공유하기 위해" 정밀의료 이니셔티브(PMI: Precision Medicine Initiative)를 출범하여, 매년 2억 달러 이상을 투자할 계획임을 발표

•• 그림 5-4   정밀의료의 필수 요소

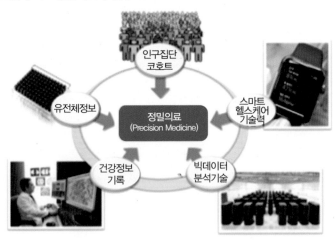

출처: 보건복지부 보도자료(2015. 10. 16.)

　　스마트 헬스케어는 정밀의료의 필수 요소에 있어서 유전체 분야와 함께 가장 중요한 요소로 데이터의 추출(웨어러블, IoT 등)에서 관리, 분석까지의 전반적인 과정에서 핵심 역할을 담당한다. 스마트 헬스케어는 빅데이터 분석을 통해 빠르고 정확한 진단과정을 가능하게 할 뿐만 아니라, 개인의 생활습관과 행동분석을 통해 개개인에 맞는 효과적인 의료 서비스의 적용에도 기여할 수 있다.
　　특히, 스마트 헬스케어를 활용하면, 넛지(Nudge) 기법과 같이 사

람의 행동에 영향을 주는 효과적인 방법과 이와 결합된 서비스가 적용될 수 있는데, 똑같은 약이라도, 약 먹기를 꺼려하는 사람에게는 효과 높은 하루 세 번 먹는 약보다는 효과가 다소 떨어지더라도 한 번만 먹어도 되는 약을 처방하는 등의 환자에 적합한 의료 서비스가 이루어질 수 있다.

미국은 100만 명의 정밀의료 코호트를 구축하면서, 유전자 정보, 인체자원(Bio sample), 식습관(Diet) 및 생활습관(Lifestyle) 정보와 이와 연동된 전자건강기록(EHR: Electronic health records) 등 광범위한 정보를 수집하고 있음. 특히, 이러한 정보를 통해, ① 약물유전체학 발전을 통한 개인별 맞춤 약물 및 용량 적용, ② 질병의 치료와 예방을 위한 새로운 target 확인 ③ 이동통신(Mobile) 기기를 활용한 건강한 행동 촉진 가능성 검증 ④ 주요 질환뿐 아니라 다양한 질병치료를 위한 정밀의료의 과학적 기반 마련 등 4가지 목표를 달성할 계획임

•• 그림 5-5  MVP 진행 현황

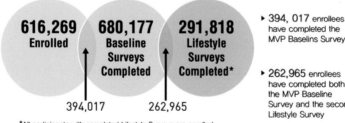

## MVP Snapshot

Data through October 31, 2017 unless otherwise noted

616,269 Enrolled
680,177 Baseline Surveys Completed
291,818 Lifestyle Surveys Completed*

394,017      262,965

▶ 394, 017 enrollees have completed the MVP Baselins Survey

▶ 262,965 enrollees have completed both the MVP Baseline Survey and the second Lifestyle Survey

*All participants with completed Lifestyle Surveys are enrolled

출처: MVP Insider(VA, 2018. 1)

**V** 글로벌 기업의 신규사업 각축장이 되고 있는 스마트 헬스케어

헬스케어 산업은 단일 산업으로는 가장 큰 규모를 차지하고 있을 뿐만 아니라, 시장변동성의 위험이 낮고, 경제성장과 인구고령화로 선진국, 후진국을 가리지 않고 지속적으로 성장하고 있다. 이러한 헬스케어 산업의 장점은 글로벌 ICT 기업들에게는 피하기 어려운 유혹이 되고 있어, 앞다투어 스마트 헬스케어 분야로의 진출이 이루어지고 있다.

구글은 23andMe에 대규모 투자를 통해 유전체 분야의 사업기반을 확보하였고, 노바티스 등과 스마트렌즈를 개발하는 등 센서, 데이터, 플랫폼 등 헬스케어의 전분야에 걸쳐 영향력을 확대해 가고 있다.

IBM의 왓슨(잠시 상용화를 중단하고 있기는 하지만)은 암치료에 대한 전문적인 컨설팅 프로그램을 웰포인트 등 의료보험회사에 제공하는 등, 전문 분야에서 두각을 나타내고 있고, 마이크로소프트는 병원에서 보유하고 있는 방대한 의료정보를 PHR로 전환하여 주는 HealthVault를 통해 의료기관과 환자 양쪽의 시장에 접근하고 있다.

애플은 HealthKit와 애플와치를 기반으로 스마트헬스케어 플랫폼 사업을 본격화하여, 클리블랜드클리닉, 메이요클리닉 등 주요 병원과의 협력 및 사업화 프로젝트를 진행하고 있다.

그러나 기대와는 달리, 헬스케어 시장의 높은 장벽과 구체적인 수익모델을 만드는 것이 단기간에 이루기 쉽지 않은 스마트 헬스케어 시장의 현실은 글로벌 선도기업에게도 실패의 아픔을 주기도 했다.

자동차 부품의 선두기업인 Bosch는 'Health Heros'를 인수하여, 'Bosch Healthcare'로 스마트 헬스케어 시장의 강자로 등장하였지만, 2015년 대규모 적자를 내고 사업에서 철수한 바 있고, 인텔은 독자적으로 출시한 홈헬스 게이트웨이에서 큰 실패를 경험한 후, GE Healthcare와 공동으로 조인트벤처(Health Innovation)를 설립하여 새롭게 사업을 추진 중이다.

스마트 헬스케어 분야는 다른 산업분야와는 다르게 미국과 기타국과의 기술 및 사업적 격차가 점차 확대되고 있다는 점은 우려할 만한 일이다.

미국은 스마트 헬스케어를 위한 적합한 시장 여건을 갖추고 있는데, ① 세계에서 가장 큰 4,000조원에 달하는 헬스케어 산업 규모, ② 의료보험자간의 경쟁이 이루어지는 민간의료보험 체제로 의료보험사가 신기술 도입에 적극적, ③ 지속적이고 대규모 투자가 가능한 자금시장 등 헬스케어 산업에 유리한 시장환경을 가지고 있고, 심지어 고비용 의료시스템으로 인해 스마트 헬스케어의 잠재적 먹거리가 풍부하다는 점에서 모험적인 투자와 진출이 앞다투어 이루어지고 있다.

유럽이나 일본 등 대부분의 다른 선진 국가에서도 스마트 헬스케어는 아직 연구나 시범단계에 있거나, 일부 실제 적용의 경우도 제한적이나 시험적 보험급여 등 일반적인 헬스케어 서비스 과정에 반영되고 있지 않은 반면, 미국은 원격진료는 물론, 만성질환자 관리 분야까지도 폭넓게 보험급여가 이루어지고 있다.

**VI** 스마트 헬스케어 산업의 발전 전망

### 1. 스마트 헬스케어는 전문가는 물론 다양한 참여자가 상호작용하는 다원적, 다층적 서비스로 진화할 전망

　미국 등 선진국의 경우, 이미 오프라인 헬스케어 서비스에 지역 커뮤니티를 활용에 왔고, 최근에는 소셜미디어와 같은 가상공간을 스마트 헬스케어 서비스에 접목하려는 시도가 활발히 이루어지고 있다.

　미국은 민간분야는 물론 공공분야까지 다각적으로 소셜미디어를 스마트 헬스케어에 접목하여 활용하고 있는데, 미국국가보훈처 (VA, U.S. Department of Veterans Affairs)는 퇴역군인들이 소셜미디어를 통해 수시로 VA 홈페이지에 접속해 헬스케어 관련 정보를 찾아볼 수 있도록 장려하고 있고, Kaiser Permanente, Mayo Clinic, Cleveland Clinic을 위시한 미국내 1,200개 이상의 병원들은 소셜 미디어를 통해 최신 의료 정보를 전달하는 한편, 환자들과 병원 간의 지속적인 대화 창구로서 소셜미디어를 활용 중이다.[1]

　헬스케어 서비스를 사회 관계망과 접목할 경우, 종래의 수동적 이고 일방향적인 헬스케어 서비스와는 달리, 이용자의 능동적 참여는 물론 이용자 간 협력을 유발함으로써 한층 개선된 서비스는 물론, 서비스의 효과를 높일 수 있기 때문이다. 소셜미디어를 통한 관계형 커뮤니케이션은 단방향의 커뮤니케이션에 비해 정보의 도달 가능성(즉시성과 연결성)이 높고, 개방적이고 연결된 구조를 통해, 유용

---

1 "모바일 및 게임과의 융복합으로 신시장 창출에 성공한 헬스케어 산업", 2013/12/16, NIPA

한 정보의 활용과 확산이 손쉽게 이루어질 수 있다는 장점이 있다. 특히, 운동과 같이 환자의 행동변화가 필요한 경우, 소셜미디어를 통한 관계형 커뮤니케이션을 활용하면, 자연스럽게 행동변화를 일으키는 넛지 기법을 적용할 수 있어, 의료서비스의 효과를 높이는 방법으로 다양하게 시도되고 있다.

## 2. 스마트 헬스케어는 새로운 융합 서비스를 통해 다양한 니치 마켓을 만들어낼 전망

스마트 헬스케어는 전통적인 헬스케어 서비스를 넘어서, 인접 산업과의 융합을 통해 새로운 시장을 만들어 내고 있는데, 대표적으로 미용 분야, 피트니스 분야, 홈 미디어 분야 등을 들 수 있다.

미용분야의 경우, 유전체 분석이나 피부측정 센서 등을 통해 적합한 피부관리 서비스나 제품을 제공하고 있고, 환경 센서가 달린 웨어러블 디바이스나 날씨 정보 등과 연계하여 적합한 제품과 관리를 제공하는 등 다양한 제품과 서비스가 등장하고 있다.

시세이도(일본)는 '미래 피부 예보' 서비스를 통해, 380만건의 피부정보 Data로 추출된 피부상태의 변화추이 알고리즘을 통해 4일 후의 피부 상태를 예측하여, 이에 적합한 피부관리 방법을 알려주는 서비스 제공(2014년)

식품회사인 네슬레와 화장품회사 로레알은 합작 뷰티 푸드 브랜드 '이네오브(Inneov)'를 런칭하면서, 피부 노화를 일으키는 건강요인 연구를 바탕으로 기능성 식품과 화장품을 조합하여 추천하는 서비스 제공(2002년)

피트니스 분야는 의료분야인 재활솔루션에서부터 중간단계인 만성질환 개선을 위한 체중감량, 식이요법은 물론, 일상 피트니스 분야까지 다양하게 발전하고 있고, 의료보험사와의 협업도 함께 이루어지고 있다.

미국의 의료보험사들은 피트니스 웨어러블 디바이스와 연계하여, 보험가입자의 일상적인 건강개선활동을 증진시키는 프로그램을 시범적으로 도입하고 있음.

•• 표 5-1   미국 웨어러블 디바이스 시장동향

| 보험회사 | 웨어러블 디바이스 | 제공 방법 및 인센티브 |
|---|---|---|
| Oscar NY | Misfit(Flash) | 목표를 달성할 때마다 1달러 보상, 매해 250달러까지 아마존 기프트카드 증정 |
| John Hancock | Fitbit | 목표 달성시 보험료 최대 15% 할인 |
| Vitality Health | Various (여러 종류) | 활동량에 따른 여러 가지 보상 |
| UnitedHealthcare | Fitbit | 운동 관리 앱 제공 |
| Aetna | Various (여러 종류) | 기업 고용주 파트너를 통해 제공 |
| Cigna | Various (여러 종류) | 기업 고용주 파트너를 통해 제공 |

Kotra 해외시장뉴스 (2018. 3. 13.)

3. 세계 주요국의 고령화는 스마트 헬스케어의 든든한 자산

고령화에 따른 인구구조의 불균형은 헬스케어 서비스의 수요에 필요한 충분한 인력을 확보하지 못하여 이를 대체, 보완할 수 있는 시스템에 대한 수요가 급증하게 되어, 스마트 헬스케어의 충분한 시

장기반이 마련될 수 있다.

우리나라의 경우, 이미 2017년에 전인구의 14%가 65세 이상인 고령사회에 들어섰고, 2026년 초고령 사회(20.8%)에 진입할 예정[3]으로 고령화로 인해 의료서비스 수요증가 및 의료비 부담이 가중될 전망이다.

> 국민건강보험 연간 적자는 2030년 28조원, '40년 65.6조원, '50년 102.2조원이 될 전망[2]

고령화에 따른 인구구조 불균형으로 헬스케어 서비스를 위한 인력 부족 또한 심화될 전망이어서, 고령자를 위한 보다 효과적이고 효율적인 헬스케어 시스템으로 스마트 헬스케어가 대안으로 떠오르고 있다.

> 미국 VA는 2017년부터 진행되는 스마트 시스템 기반의 Home Telehealth 솔루션을 도입하면서, 전화통화 방식의 기존 홈케어 서비스에 비해 전문 간호사 1명이 커버할 수 있는 대상자 수가 기존 100명 수준에서 500명 수준으로 획기적으로 증가할 것으로 분석

우리나라 스마트 헬스케어 산업은 급증하는 베이비부머[4]라는 시장 자산을 어떻게 활용하느냐가 중요한 관건이 될 것이다. 전세계 공통적으로 베이비부머는 경제 성장기의 주력 세대로, 자긍심이 높고 능동적인 활동 성향을 갖고 있으며, 기존 고령층과 달리 경제적

---

2 한국경제신문 2013. 2. 24.일자 기사 인용
3 통계청, '2013 고령자통계' 및 '장래인구 추계, 2011/12'
4 1차 베이비부머(1955~1963년생), 2차 베이비부머(1968~1974년생)

여건이 탄탄하여, 왕성한 소비활동을 유지할 자산과 신체능력을 보유하여 新고령층으로 분류[5]하고 있다. 특히, 우리나라의 베이비부머는 최신 ICT 이용에 익숙하고, 신기술의 활용에 적극적인 성향을 갖고 있을 뿐만 아니라, 2020년부터 매년 50만명 이상이 신고령층으로 편입되어, 스마트 헬스케어의 핵심 소비층이 될 전망[6]이다.

신고령층을 위한 스마트 헬스케어 모델의 발굴은 글로벌 진출의 핵심 조건이 될 것이다. 미국, 일본 등 선진국의 고령층은 스마트기기 및 서비스를 이용할 운용능력이 부족하고 첨단기술에 대한 거부감도 커서, 오프라인 서비스 방식과 간단한 스마트 헬스케어 서비스가 혼합된 서비스 모델에 그치고 있지만, 우리나라에서는 상당한 수준의 스마트기기 운영능력을 보유한 고령층이 대다수가 됨으로써, 보다 고차원의 스마트 헬스케어 서비스 모델을 추진해 볼 수 있다는 장점이 있다. 아울러, 우리나라의 베이비부머에 이어 8~10년을 간격으로 중국(13.5억명)[7] 및 ASEAN(6.3억명)의 고령화가 이어지고 있어, 우리나라의 시장은 크지 않지만, 해외 시장 진출의 기회는 매우 큰 상황이다.

---

5 "새로운 성장동력으로 부상하는 안티에이징", 2013/1, 삼성경제연구소

6 '실버세대를 위한 젊은 비즈니스가 뜬다', 2012/10/17, 삼성경제연구소

7 중국 전체 인구의 절반에 달하는 45.5%가 63년~70년에 출생, 비즈니스와치, 2015/3/5일자 기사 인용

## ··06
# 인공지능(AI)의 개념과 발전요인

한준희

(주)UIMD 기술고문
POSTECH 명예교수

## Ⅰ  서두

2016년 3월 Google DeepMind의 AlphaGo와 이세돌 9단이 바
둑대결을 벌였고, 전 세계적으로 2억 명 정도가 온라인으로 이 대결
을 보았다. 특히 우리나라에서 TV로 생방송으로 중계되어 많은 국민
들이 관심을 보였다. 바둑은 존재하는 게임 중 가장 계산의 복잡도
가 높은 것의 하나이다. 이러한 게임에서 컴퓨터가 사람을 이기는
것은 정말 놀랄 만한 일이다. 이 일을 계기로 인공지능(Artificial
Intelligence, AI)란 말이 우리나라에서 대중들에게도 널리 알려지고,
인공지능이 지금까지 해결하지 못했던 여러 문제를 해결해줄 것으로
기대하게 되었다. 본 글에서는 우리가 일반적으로 이야기하는 AI가
무엇이고, AI가 이렇게 발전하게 된 환경이 무엇인지 보고, 의료계의
발전에도 이러한 환경조성에 필요한 사항이 무엇인지 고려해 본다.

## Ⅱ 인공지능이란

AI 라는 분야가 학계에 등장한 것은 1970년도로 볼 수 있고, 컴퓨터가 지능을 갖는 것처럼 계산하는 문제는 1950년도 Alan Turing에 의해 제안되었다. 인공지능에 대하여는 "컴퓨터(기계)가 사람처럼 생각하게 하는 것", "컴퓨터 모델을 이용하여 정신적 기능을 하도록 하는 학문", "사람처럼 행동하게 하는 것" 등등의 여러 가지 정의가 있다.[1] 1970~1980년대부터 Artificial Intelligence 교재에서는 "문제 해결", "지식의 표현", "추론", "탐색(search)", "Planning", "학습", "자연언어 처리", "(시각 등을 포함한) 인식" 등이 세부 내용으로 포함되었고, 이후에는 Robotics, Pattern Classification, Computer Vision, Natural Language Processing 등의 분야가 인공지능의 주된 내용으로 연구되었다. 일반인들이 막연하게 AI라고 하는 것은 실제적으로 여러 가지 것을 포함한다. 관련되는 내용들 중 일부를 보면 다음과 같다.

- 패턴 인식: 패턴은 음성, 영상, 신호 등에서 계산된 일련의 수치적 값들을 의미한다. 패턴인식은 이러한 값을 보고, 그 값이 나타내는 것이 무엇인지 판단하는 것이다. 패턴분류/패턴인식 문제는 오래전부터 연구되었고, 특히 확률/통계에 근거한 방법들은 이론적인 면에서 현재 많이 언급되고 있는 딥러닝, AI의 근간이 되고 있다.
- 컴퓨터 비전: 이것은 사람이 시각정보를 통하여 판단하고 인식

---

1 Russel, Norvig, Artificial Intelligence : A Modern Approach, 2010.

하는 것처럼 입력된 영상이나 비디오를 처리하여 판단하게 하는 것이다. 전문의가 CT영상을 보고 특정한 진단을 내리는 것처럼 컴퓨터가 그러한 기능을 수행하면, 컴퓨터 비전/패턴 인식의 기능을 갖는 시스템으로 생각할 수 있다.

- 자연언어처리: 인간의 언어를 처리하여 인식하게 하는 문제에 관련된 다양한 문제를 다룬다. 컴퓨터 비전이 영상을 입력으로 하여 인식하게 하는 문제라면 자연언어 처리는 텍스트를 입력으로 하거나 음성을 입력으로 하여 인식하도록 하는 문제로, 최근 인공지능 스피커의 형태로 출시되거나 번역 등에 관련된 문제를 포함한다. [자연언어: 기계언어(프로그램언어)가 아닌 사람의 언어를 의미함]

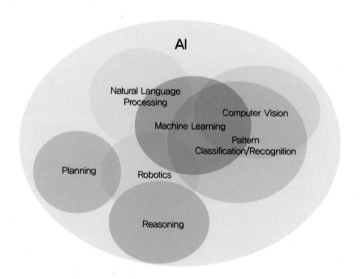

• 기계학습: 패턴인식, 컴퓨터 비전, 자연언어처리 등을 하기 위
해서는 영상이나 패턴, 문장, 신호 등이 들어왔을 때 이러한
것들이 무엇인지를 알려주고 나중에 동일한, 또는 비슷한 입
력정보가 있을 때, 그것이 무엇인지 판단하도록 하여야 한다.
이렇게 입력정보에 따라 배울 수 있게 하는 과정이 기계학습이
다. 기계학습에는 다양한 세부 분야가 있을 수 있으나 크게
세 가지로 나눌 수 있다: 지도학습(supervised learning), 비지도학
습(unsupervised learning) 그리고 강화학습(reinforcement learning)
이다.

지도학습은 컴퓨터가 학습할 때 입력과 함께 그 입력에 해당
하는 정답을 알려주고 그러한 입력이 들어오면 해당하는 답
을 출력할 수 있도록 하는 방법이다. 많은 의료영상분석은 이
러한 방법을 사용하며, 영상을 보고 암의 여부를 판단하는 프
로그램이나 CT 영상을 보고 특정 부분을 찾게 하는 프로그램
등이 이러한 종류에 속한다. 비지도 학습방법은 입력된 자료
에 대한 정답을 주지 않고 학습하는 방법이며, 입력된 데이터
들에서 공통적 특성을 갖는 것끼리 그룹을 짓거나 데이터 속
의 새로운 구조를 알아내는 데 사용된다. 우리나라 몇몇 병원
에서 도입했던 "IBM Watson"은 자연언어처리, 문서검색, 그
리고 다양한 학습방법들(shallow learning 방법 등)이 사용된 것
으로 알려져 있다. 최근의 인공지능 시스템들은 많은 데이터
로부터 학습하는 딥러닝(Deep learning)을 사용한다.

## Ⅲ 딥러닝(Deep Learning)

현재 많은 일반인들이 인공지능 또는 AI라고 알고 있는 것은 Deep learning을 적용한 방법이 대부분이다. 정확하게 말하면 많은 수의 층을 가진 인공신경망(Deep layered artificial neural network)을 학습시켜 학습된 상수로 계산된 결과를 판단에 이용하는 것이다. 사람들이 "AI가 이러이러한 것을 수행한다" 등등으로 의인화 하여 이야기하기 때문에 인공지능에 대하여 알 수 없는 능력을 가진 것으로 생각하여 기대를 크게 하거나, 사람처럼 어떤 지성을 가지고 판단하는 존재로 인식하는 경우가 많다. 그러나 인공지능은 함수에 의한 계산의 결과로 나오는 것이다. 이러한 점을 이해하는 것이 의료계에서 적용하는데 도움이 될 것으로 판단되어 좀 더 세부적으로 설명하고자 한다. 인공지능 시스템은 어떠한 입력 정보가 들어왔을 때 어떤 출력(또는 어떤 행동을 하거나 결정)을 하는 함수(function)이다. 아래 그림에서 사과영상을 보여 주면 어떤 시스템

이 "사과" 라고 출력하고, 오렌지 영상을 보여주면 "오렌지"라고 출력을 한다면 이 시스템은 사과와 오렌지를 인식하는 시스템으로 간주될 수 있다. 옆의 그림과 같이 현미경 영상을 보여주면, 정상 상태인지, 비정상 상태인

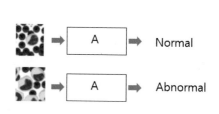

지 판별할 수 있다면 이것은 유용한 시스템이라고 간주할 수 있다. 이러한 시스템은 입력 $x$값에 대한 함수 $f$로 생각할 수 있고, 출력은

$y = f(x)$로 표시한다. 입력은 우리가 어떤 시스템에 넣는 값이고, 출력은 그 시스템이 그 입력에 대하여 우리가 원하는 답을 내어 주도록 결정되도록 하면 된다. 즉, 비정상 세포영상을 입력으로 하면 '비정상'이라는 출력을 주고, 정상 세포영상을 입력하면 '정상'이라고 출력하도록 함수를 만들면 된다. 우리가 이야기하는 AI는 결국 하나의 함수라고 보면 된다. 간단한 예를 들어 입력과 출력이 숫자인 함수가 $y = 2x + 1$이라면, $x$가 3이면, $y$는 $2 \times 3 + 1 = 7$이 되고, $x$가 0이면, $y$는 $2 \times 0 + 1 = 1$ 된다. 이 예에서 함수는 $y = ax + b$로 표시할 때, 상수 $a, b$는 각각, 2와 1이다. 인공지능 시스템은 이 예에서처럼 하나의 함수로 생각할 수 있다. 3을 입력시키면 7이 나오고, 0을 넣으면 1이 나오게 하는 것은, 정상 영상($x$)을 넣으면 "Normal"이라는 답($y$)을 주고, 비정상 영상을 넣으면 "Abnormal"을 주도록 상수들을 학습시킨 것이나 마찬가지라고 간주될 수 있다. 이 예에서 우리가 원하는 답(3이 입력이면 7이 출력되고, 0이면 1이 출력되는 것)을 내주도록 하려면 이 상수들은 각각 $a = 2, b = 1$이 되어야 한다. 이러한 상수를 결정해 주는 것이 학습과정이다. 본 예제는 극히 간단한 함수의 형태를 주었으나 실제 인공지능 시스템에서는 함수의 형태를 주지 않고 인공신경망 형태로 구현한다. 이때 결정되어야 할 상수는 수천만에서 수억 개가 될 수 있다. 이렇게 많은 미지수를 계산하기 위해서는 엄청난 양의 학습데이터가 필요하다. 예를 들어 어떤 조직의 현미경 영상을 보고 암의 존재 여부를 판단하는 인공지능 시스템을 학습시키려면, 전문의가 정상에 해당하는 많은 수의 영상과, 암이 존재하는 조직에 대한 영상을 시스템에 제공하여 원하는 결과가 나오도록 수천 만 개의 상수를 조정하여 결정하도록 하여야 한다. 여

기에서 함수를 결정하도록 하는 것이 인공신경망이다. 전문의처럼 영상을 보고 판단하고, 분류하고, 바둑에서 인간 고수를 이길 수 있는 역량을 가지는 시스템을 구성하기 위한 함수는 엄청나게 복잡하고, 많은 상수가 필요하다. 이러한 함수를 구성하는 것이 인공신경망이다. 이러한 신경망은 많은 수의 층으로 구성되어 '심층신경망'(deep neural network)이라 부르고 이러한 deep neural network의 상수를 결정하기 위한 학습과정이 'Deep Learning'이다.

## Ⅳ AI의 발전요인

앞 단원에서, 우리가 일반적으로 이야기 하는 AI는 Deep neural network에 의하여 계산된 함수라는 것을 언급하였다. 그렇다면 어떻게 최근 몇 년 사이에 "인공지능"이 사회적 화두가 되었는가? 이것은 새로운 물질을 발견하는 것과 같이 한 순간에 이루어진 것이 아니고, 수십년간의 연구결과이며, 다양한 요소들이 기여를 하여 이루어진 것이다.

- 학습방법: 인공지능이라고 불리는 함수는 매우 복잡하게 구성되어야 하므로 그 함수를 구성하는 상수의 개수가 엄청나게 많다는 것을 언급하였다. 이렇게 복잡한 함수를 구성하는 데는 많은 층의 신경망이 필요하였다. 이러한 신경망의 상수를 계산하기 위해서는 학습시 정답과 오답의 차이를 반영하여 상

•• 그림 6-1 다양한 넷워크의 파라미터 개수(100만 단위)와
　　　분류의 정확도의 관계

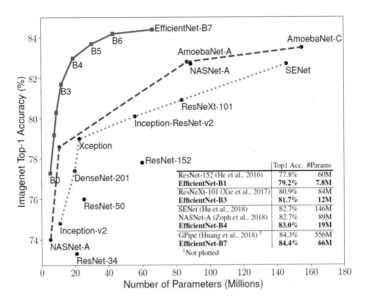

수들을 조정하는 과정이 필요하다. 이 과정(back propagation이
라고 하는 과정)에 대한 방법이 개발되어 심층 신경망에 대한
학습이 가능하게 되었다.

• Model Parameter: 영상을 보고 암의 존재여부를 판단하는 것
같은 복잡한 문제를 풀기위해서는 함수가 매우 복잡하여야
하고 그 함수를 나타내는 신경망의 상수는 수천만에서 수억
개에 달할 수 있다. [그림 6-1][2]은 영상인식을 위한 일부 신
경망의 파라미터와 성능의 관계를 보여준다. 일반적으로 모델

2  Tan and Le, Efficient Net: Rethinking Model Scaling for Convolutional
　Networks, arXiv1905.11946v3, 2019

의 파라미터가 많을수록 정확도가 높은 결과를 보인다. 심층 네트워크의 학습이 가능하게 되어 함수 Model 파라미터를 엄청나게 증가시키는 것이 가능하게 되었다.

- 영상 데이터베이스: 앞에서 언급한 네트워크들을 학습하기 위해서는 매우 많은 학습영상이 필요하다. 컴퓨터 비전 분야에서는 연구자들이 자유롭게 사용할 수 있는 여러 영상 D/B를 구축해왔고 학술적 목적으로 사용해 왔다. 그 중 몇 가지를 보면, IMAGENET(1,400만장 이상의 영상, 수백 가지 종류의 자연영상), MS COCO(20만 개 이상의 annotated image), Google's Open Images(6,000 종류, 9백만 Annotated, 영상에 대한 URL), 그 밖에 CityScapes, Plant Image Analysis, Home Objects, CIFAR−10, Indoor Scene Recognition 등이 관련 연구에 사용될 수 있게 되어 있다.

- 빠른 계산을 위한 시스템 및 환경: 심층 신경망의 상수를 계산하기 위해서는 앞에서 언급한 많은 데이터를 가지고 여러 단계에 걸쳐 학습을 진행하여야 한다. 입력데이터도 엄청나게 많고, 계산해야 될 양도 매우 많으며, 한 네트워크를 학습하는데 매우 많은 횟수를 계산해야 하므로 빠른 컴퓨터로 계산하여도 수주일 걸릴 수 있다. 이때 GPU(Graphical Processing Unit)를 사용하면 계산시간을 많이 단축할 수 있다. 알고리즘, 네트워크 구조, 데이터베이스와 함께 많은 계산을 병렬로 빠르게 처리할 수 있는 GPU를 이용할 수 있는 환경이 조성되었다. 각자의 컴퓨터에서 GPU를 활용할 수 없는 경우에 네트워크를 통하여 이용할 수 있는 환경(예: Google CoLab) 등도

조성되었다.

- 연구 결과의 빠른 확산: 인공지능과 관련된 국제학술대회(ICML, NeurIPS, ICLR, ICCV, AAAI, CVPR 등등)에서 발표되는 논문들에서 개발된 프로그램들은, 많은 경우, 발표와 함께 구현 프로그램 코드까지 공개되어 다른 연구자들이 실험 해보고, 연구에 적용할 수 있게 되어 있다(논문 발표시 코드공개 및 GitHub 등을 통해서). 이러한 다양한 환경과 요소가 어울려 지금과 같은 AI의 발전을 이루게 하였다.

## Ⅴ 의료계에 대한 기대

인공지능 또는 컴퓨터 공학 연구분야에서 인공지능관련 연구와 관련하여 의료계에서 이러한 결과를 바탕으로 발전을 이루기 위하여 기대되는 항목으로 생각할 수 있는 것들은 다음과 같다.

- 인공지능에 대한 개념적 이해: AI는 대부분 Deep Learning을 통해 학습된 함수이다. 즉, 학습된 형태로 결과를 계산해 준다. 따라서 그 한계와 능력을 충분히 이해하고 의료분야에 적용해야 한다. 이를 위해서는 의료분야 전문가와 인공지능/또는 컴퓨터분야 전문가와의 상호간 많은 의견교환이 필요하다.
- 학제간 의견교환: 의료인들이 어렵게 생각하는 문제가 컴퓨터전문가에게는 쉬울 수도 있고, 반대로 비전문가들이 쉽다고 생

각하는 것이 인공지능이나 프로그램으로 해결하기 어려운 것도 있다. 반드시 인공지능 분야의 문제가 아니더라도 학제간 토의 등이 문제해결이나 발전에 많은 도움이 된다고 생각한다. 한 분야에서 교육을 받으면 그 교육이 오히려 창의적인 아이디어를 내는 데 방해가 될 수 있다. 이러한 "Mental block"을 넘기 위해서는 타 분야 사람들과의 자유로운 교류가 필요하다.

• 데이터의 공유: 앞에서도 언급한 것처럼 인공지능을 위한 Deep Learning과정에서는 매우 많은 학습용 데이터가 필요하다. 의료분야에서 인공지능을 이용하여 해결하고자 하는 문제가 있으면 그에 관련된 많은 수의 데이터가 필요하다. 이러한 데이터를 서로 공유하여 연구에 적용할 수 있는 장치가 마련되어야 한다. 이 문제는 특히 우리나라에서 심각하게 요구되는 조건으로 알고 있다.

• 연구결과의 개방적인 공유 및 재현성: 앞에서 언급하였듯이 인공지능/컴퓨터과학 분야에서의 논문, 논문에서 사용한 데이터 방법, 코드 등이 상세하게 공개된다. 다른 연구자들이 바로 실험하거나 개선할 수 있고, 따라서 분야에 대한 발전이 빠르다. 의료계에서의 특성이 이와는 다를 수 있을 것으로 생각되나 이러한 연구의 투명성, 접근성, 재현성을 높이는 것이 의료분야의 발전에 도움이 될 것이다.

# 인공지능을 이용한 말초혈액과 골수 세포 이미지 분석기 개발 경험

한경자

가톨릭대학교의과대학 진단검사의학교실
서울성모병원 진단검사의학과

## I 말초혈액 이미지 분석기

말초혈액 형태분석은 최근까지도 전적으로 숙련된 혈액분야 병리사들에 의해 시행되어 왔다. 그러나 장시간 현미경 관찰이라는 업무의 높은 피로도, 주관적 판단에 의존한다는 책임감 등의 이유로 기피 작업으로 알려져 있다. 근래에 컴퓨터 공학의 발달로 이미지 분석 기술이 좋아지면서 현미경하에서 관찰되는 이미지들을 자동 촬상하여 이미지를 인공지능 등 알고리즘으로 분석하는 이미지분석기가 시판되게 되었다.

말초혈액 이미지 분석기의 기본 요건은 첫째, 전문가의 확인이 필요 없는 정확한 백혈구 분류성능을 구현해야 한다는 것이다. 분류 세포클래스는 14클래스로 분류되어야 하고 세포이미지 질은 현미경 관찰과 비슷해야 한다. 현재 수준은 이미지 질은 만족스러우나 처리속도와 분류 정확도, 특히 백혈구 분류 정확도는 아직 만족할 만한 수준에 못 미친다. 정상인 혈액에서 관찰되는 정상 백혈구 분류는 매우 정확한 결과를 도출하나 비정상 백혈구 그중에서도 정상 혈구와 유사한 형태를 보이는 모세포 등은 오류를 일으키게 된다. 따라서 전문가의 확인이 반드시 필요하다 할 수 있다. 전문가의 확인 및 수정 작업이 없이 이용 가능하려면 최소 95% 이상의 정확도가 요구된다. 그러나 현재는 세계적으로 정확도가 아직 부족하나 여러 가지 이유로 현장에서는 전문가 검증 없이 이미지 분석기 결과를 그대로 환자 결과로 보고하는 실정이다.

다음은 적혈구와 혈소판에 대한 정보도 제공되어야 한다. 특히 적혈구 분석에서 보고해야 하는 질환 중에 유전성 질환들이 많은데 그중에는 우리나라에 없는 질환들이 있다. 예를 들면 sickle cell anemia 등이다. 드물게 환자가 있다 해도 in vivo에서 sickle cell은 매우 드물어서 인공지능 처리에 이용할 만한 수의 이미지 획득이 불가능할 수 있다. 이런 경우에는 다른 보고된 이미지들을 이용할 수밖에 없고 인공지능 기법이 아닌 다른 기법으로 개발해야 한다.

혈소판은 정확한 계수를 이미지 분석으로 하기보다는 혈소판 응집 등으로 위혈소판감소증을 나타내는 검체를 보고하도록 해야 한다.

이외에도 장비는 가능한 한 작고 시간당 처리 속도도 가능한 한 빨라야 한다. 기타 사용성이 편해야 하고 튼튼하고 조용하며 가격이 저렴할수록 좋다.

국내에서는 다른 선진국에 비해 전문병리사를 구하기 쉽고 현재 시판되고 있는 이미지 분석기의 시간당 처리건수가 너무 적어서 이용률이 낮으며 제한적으로만 이용되고 있는 실정이다.

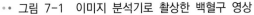
•• 그림 7-1   이미지 분석기로 촬상한 백혈구 영상

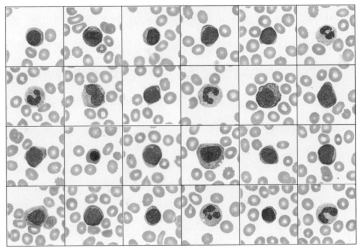

## Ⅱ 골수 이미지 분석기

골수 검사에서 판독을 위해 제작되는 슬라이드는 그 종류가 매우 많다. 필수적으로 모든 환자의 골수검사에 제작되는 슬라이드는 먼저 Wright 또는 유사 염색한 말초혈액 도말, 골수 도말, 골수 생검 touch print, HE 염색한 골수 생검 조직절편과 응고 절편, Prussian blue 염색한 골수도말 슬라이드가 있다. 이외에 백혈병이 의심되면 여러 가지 특수 염색(Myeloperoxidase, Nonspecific esterase, PAS 등)을 시행하고 각종 암이나 림프종 침범을 진단하기 위해 여러 종류의 면역염색을 한다. 따라서 말초혈액과 달리 분석대상 슬라이드가 케이

스별로 다양할 수 있고 또한 골수에는 말초혈액과 달리 조직이므로 여러 종류의 조직 세포들이 존재하여 이미지 분석기 개발을 어렵게 한다. 최근에 의사가 관찰하는 모든 종류의 이미지를 생성하여 제공하고 500개의 골수세포 감별 결과를 이미지와 함께 제공하는 골수 이미지 분석기가 개발되고 있다. 골수세포 감별계수는 혈액의 100~200개와 달리 최소 500개의 세포를 19가지 종류로 분류해야 하기 때문에 시간이 많이 소요되고 난이도가 높다. 최근에는 인공지능 기술이 하루가 다르게 발전하고 있어서 시도해 볼 수 있는 여건이 갖추어져 있다 하겠다. 이미지 분석기의 도움을 받는다 해도 모든 골수검사 결과는 경험이 많은 진단검사의학 전문의에 의해 검증 후 보고되어야 한다. 또한 그동안 이미지 촬상의 어려움 때문에 잘 하지 못했던 컨퍼런스, 원거리 컨설트에 쉽게 이용할 수 있다는 이점이 있다. 유리 슬라이드나 블록 보관 등을 대체하는 검사실 디지털화 등에도 효과적으로 이용가능하다.

가까운 미래에는 골수이미지 제공과 골수세포 감별계수뿐 아니라 골수검사의 잠정진단(provisional diagnosis)이 제공될 것이다.

●●08
# 3D 프린팅 융합연구를 통한
# 새로운 의료 수요 창출

김남국

대한의학회 임상진료지침실행위원회
울산의대 융합의학교실
서울아산병원 융합의학과

## I 3D 프린팅과 의료의 만남

3D 프린팅이란 "3차원 모델 데이터를 이용하여 소재를 적층하여 3차원 물체를 제조하는 프로세스"이며, 기존의 재료를 자르거나 깎아 생산하는 절삭가공과 대비되는 개념으로 ISO/ASTM의 공식 명칭은 "Additive Manufacturing(AM)[1]"이다. 3D 모델링으로 설계된 데이터에 따라 액체 혹은 분말 형태의 고분자, 금속 등의 재료를 가공하거나, 적층하는 방식으로 쌓아 올려 3차원의 물건을 제조하는 장비로서, 입체적인 형태의 물체를 제조하는 프린터이다. 기존의 절삭가공 방식에 비해 복잡한 형상을 조립 없이 만들 수 있고, 제조 과정

---

1 ISO/ASTM 52900 : 2015(E) 2. Terms and definitions AM(additive manufacturing) : process of joining materials to make parts from 3D model data, usually layer upon layer, as opposed to substactive manufacturing and formative manufacturing methodologies

•• 그림 8-1  의료기기 3D 프린팅 제작 단계

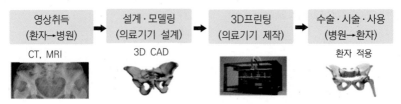

출처: 알기쉬운 의료기기 3D 프린팅 기술의 이해, 식약처(2017)

에서 쓸모없는 부산물을 적게 만들 수 있고, 상대적으로 제조공정이 쉽고 간단하여, 다양한 분야에 적용이 기대된다. 특히, 3D 프린팅 기술은 기존 제조방식으로 구현하기 어려운 다양한 인체해부학적 3차원 구조를 맞춤형으로 효과적으로 제조할 수 있다는 장점을 가지고 있다(그림 8-1). 이러한 제조기술의 특성 때문에 의료분야에서 그 활용 가치가 높게 평가된다. 또한, 의료 3D 프린팅은 의료기기 산업의 특징인 다품종 소량생산이면서 고가이고, 고도의 맞춤화 공정이 필요하며, 납기·재고관리 단축의 효율성 등 의료기기의 산업특성을 잘 만족할 수 있어서, 의료기기 제조혁신이 기대된다. 이에 더하여, 의료 3D 프린팅은 의사와 환자 간 새로운 관계 창출, 의료서비스의 질 향상 등에 이바지 할 수 있어서, 미국의 비영리 시장조사기관 가트너(Gartner)에 따르면 의료 3D 프린팅 산업이 병원중심으로 향하고 있으며, 다양한 의료진의 환자맞춤형 진단, 치료를 위해 의료절차 안에서 SW 기술 및 3D 프린팅 기술이 선택적으로 사용될 것이라 예측하고 있다.

　　다양한 3D 프린팅 하드웨어뿐 아니라 3D 프린팅 소프트웨어(SW) 기술의 발전이 필요하고, 다양한 의료용 재료를 사용하는 것은

•• 그림 8-2   의료 3D 프린팅의 5가지 요소
　　(하드웨어, 소프트웨어, 재료, 플랫폼, 그리고 전문가)

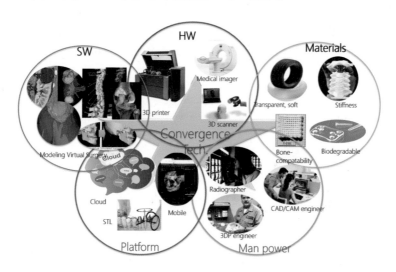

더욱 중요하다. 또한 이런 데이터를 처리, 가공할 수 있는 플랫폼과
전문인력의 충원이 필요하다(그림 8-2). 환자 맞춤형 모델링, 다양한
의료재료, 좀 더 빠르고, 경제적인 가격 등은 향후 이 분야가 의료에
얼마나 적용되는지를 결정할 것으로 사료된다. 예를 들어, 임상 적용
이 상대적으로 쉬운 치과용 레진 분야에서는 네덜란드의 Nextdent
사가 연구 개발한 치과 의료용 제품 12종이 시장에 출시되어 빠르게
시장을 잠식하고 있다. 3D 프린팅 소프트웨어 및 시뮬레이션의 경우
TeraRecon(미국), 3D systems(미국), Materialise(벨기에) 등의 외산 기
업이 관련 시장을 선도하고 있는데, 비용이 고가이고, 개개인의 의료
진이 사용하기에는 복잡하고, 전문적이어서 실제로 의료진들이 직접
사용하기에는 어려움이 있다. 최근 인공지능 기술을 이용하여 이런
제품의 단점을 극복하는 3D 프린팅 소프트웨어가 상용화되고 있다.

•• 그림 8-3   3D 프린트 의료제품 세계 시장 전망(2017 VS. 2022)

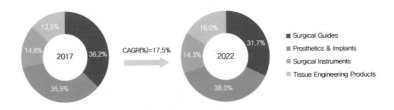

출처: Annual Reports, SEC Fillings, investor Presentations, Journals, Publications
    form Government Sources and Professional Associations, Expert interviews,
    and MarketsandMarkets Analysis

현재는 주로 두개골성형재료나 정형용품, 치과용 브릿지 등 치과용
품 및 의료용 가이드 등에 제한적으로 활용되고 있다. [그림 8-3]
은 3D 프린트 의료제품 세계 시장 전망을 보여주고 있다. 매년 성장
률이 17.5%로 고속 성장이 예상되는 분야이다.

## Ⅱ  임상적 미충족 수요를 기반한 아이디어

임상현장에서는 현재의 의료기술과 상품성 등의 한계로 인하여,
다양한 미충족 수요가 있다. 이를 직면한 임상의들이 미충족 수요를
극복할 수 있는 다양한 아이디어를 내고 있는데, 그중에 아래와 같
은 분야는 3D 프린팅을 이용해서 아이디어를 실현할 수 있을 것으
로 기대된다.

첫째로, 임상에서는 환자의 공간정보에 대한 미충족 수요가 있다. 특히, 의료영상 기술의 발달로 영상에서 보이는 종양의 형상이나 위치를 수술장에서 그대로 적용하려고 하는데, 현재까지는 초음파 등을 이용하여 종양의 가운데에 마커를 삽입하는 정도의 방법 밖에 없다. 따라서, MRI나 CT에서 보이는 종양의 위치와 형상을 기반으로 수술시 절개연 수술계획을 가이드 해주는 환자 맞춤형 수술가이드는 3D 프린팅으로 할 수 있는 대표적인 미충족 수요를 기반으로 한 응용이다.

두 번째로, 임상현장에서 만나는 질환의 다양성은 대량생산된 의료기기의 한계를 넘어선다. 대략 환자군의 10~20% 정도는 기존의 대량생산된 의료기기로 수술하기는 힘들다고 알려진다. 따라서 이런 질환의 다양성을 극복해야 하는 분야부터 3D 프린팅 맞춤형 의료기기를 적용할 수 있다. 이는 의료의 질 향상으로 이어질 것이다. 대표적으로 소아와 같이 신체치수가 너무 다양하고, 상대적으로 의료기기나 재료의 필요성이 많지 않아서, 상품성이 없는 경우, 소아환자에 맞지 않는 성인 의료기기를 사용할 수밖에 없는 경우가 있다. 이를 맞춤형 의료기기 플랫폼을 이용하여 환자의 다양한 해부학적인 크기와 질환의 다양성을 극복할 수 있는 맞춤형 의료기기를 3D 프린팅을 이용하여 상대적으로 빠르고 저렴하게 제조할 수 있으면, 소아임상의 질을 향상할 수 있을 것이다.

셋째로, 임상에서는 다양한 재료가 필요하다. 지금까지 의료술기 향상을 위해서 활용되었던 동물실험이나 카데바는 이제 더 하기가 어려워서, 물성치를 정확하게 반영하는 다양한 모형이 필요하다. 가트너에서는 진단 및 치료를 위한 솔루션과 함께 3D 프린팅 소프트웨어 서비스를 통하여 수술 계획 및 연습용 해부학 모델 (pre−surgical anatomical model)이 의료분야에서 매우 필요한 분야임을 시사하고 있다. 실제로 미국에서는 2021년까지 25%의 외과의사가 수술 계획 및 연습용 해부학 모델을 수술 전에 선택적으로 사용하게 될 것이라 예측하고 있다. 또한, 피부접촉이나 점막 접촉이 필요한 수술 가이드나 수술기구 등은 의료기기 등급을 맞출 수 있는 다양한 3D 프린팅용 재료와 3D 프린터, 그리고 안전한 제조환경이 필요하다. 마지막으로 30일 이상 몸속에 넣어두는 의료재료의 경우 생물학적 안정성이 매우 높게 요구되므로, 이미 임상에서 사용되는 재료를 3D 프린팅 할 수 있게 기술 개발이 필요하다.

### III  의료기기 개발 및 인허가

국외에서는 3D 프린팅 의료기기로 다양한 제품이 허가되었다. 대표적인 3D 프린팅 의료기기 허가 제품은 환자 맞춤형 임플란트, 고관절·무릎·척추 케이지 정형외과용품, 수술용 가이드, 치과용 브릿지 등이다. 예를 들어, 미국 FDA에서 의료기기로 분류되고 1등급으로 취급되어 시판 전 신고인 510K가 면제되는 제품인 의안의 경우, 이미 다양한 개발 및 인허가가 진행중이다. 또한, 등급이 높은 다양한 인체삽입 임플란트(치과용, 정형용, 보형물)도 인허가를 받고 있다. 우리나라도 [표 8−1]과 같이 다양한 3D 프린팅 의료기기가 인허가

•• 그림 8-4   FDA 인허가 품목 예시

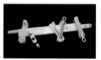

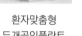

| 환자맞춤형 두개골임플란트 | 고관절·무릎·척추 케이지 정형외과 용품 | 환자맞춤형 수술용 가이드 | 치과용 브릿지 |

출처: FDA

•• 표 8-1   3D 프린팅 수술용의료기기 국내 허가 현황

| 순번 | 품목명 (등급) | 허가번호 | 제품명 /업체명 | 외형 | 사용목적 |
|---|---|---|---|---|---|
| 1 | 의료용 가이드 | 제신17-1458 | G-LIG /첨단정보통신융합 산업기술원 | | 임플란트 또는 기구의 진로, 위치, 수술부위의 표시 등을 안내하기 위하여 사용하는 기구 |
| 2 | 성형 부목 | 제신17-1439 | N-SP /(주)넥스트코어 | | 손상된 부위나 신체의 일부를 고정하기 위하여 체형에 맞도록 설계된 기구 |
| 3 | 의료용 가이드 | 제신17-1414 | N-SG /(주)넥스트코어 | | 의료용가이드: 임플란트 또는 기구의 진로, 위치, 수술부위의 표시 등을 안내하기 위하여 사용하는 기구 비강외부목: 코를 외부에서 고정하기 위하여 사용하는 지지기구 |
| 4 | 의료용 가이드 | 제신17-1152 | KGU /(주)쿠보텍 | | 임플란트 또는 기구의 진로, 위치, 수술부위의 표시 등을 안내하기 위하여 사용하는 기구 |
| 5 | 의료용 가이드 | 제신17-1151 | OP:AIDM /애니메디솔루션(주) | | 임플란트 또는 기구의 진로, 위치, 수술부위의 표시 등을 안내하기 위하여 사용하는 기구 |
| 6 | 의료용 가이드 | 제신17-449 | DSG /(주)디맥스 | | 임플란트 또는 기구의 진로, 위치, 수술부위의 표시 등을 안내하기 위하여 사용하는 기구 |
| 7 | 의료용 가이드 | 제신17-123 | PNSG /애니메디솔루션(주) | | 임플란트 또는 기구의 진로, 위치, 수술부위의 표시 등을 안내하기 위하여 사용하는 기구 |
| 8 | 의료용 가이드 | 제신17-120 | PMSG /애니메디솔루션(주) | | 임플란트 또는 기구의 진로, 위치, 수술부위의 표시 등을 안내하기 위하여 사용하는 기구 |
| 9 | 의료용 가이드 | 제신17-116 | MCG, MCW /㈜메디쎄이 | | 임플란트 또는 기구의 진로, 위치, 수술부위의 표시 등을 안내하기 위하여 사용하는 기구 |

| 순번 | 품목명<br>(등급) | 허가번호 | 제품명<br>/업체명 | 외형 | 사용목적 |
|---|---|---|---|---|---|
| 10 | 의료용<br>가이드 | 제신16-1472 | Core guide_O<br>MFS<br>/㈜코어라인소프트 | | 임플란트 또는 기구의 진로, 위치, 수<br>술부위의 표시 등을 안내하기 위하여<br>사용하는 기구 |
| 11 | 의료용<br>가이드 | 제신16-1324 | DSG-01 /㈜덴티스 | | 임플란트 또는 기구의 진로, 위치, 수<br>술부위의 표시 등을 안내하기 위하여<br>사용하는 기구 |
| 12 | 의료용<br>가이드 | 제신16-1293 | 안와 골절<br>임플란트 가이드<br>/서울아산병원 | | 임플란트 또는 기구의 진로, 위치, 수<br>술부위의 표시 등을 안내하기 위하여<br>사용하는 기구 |
| 13 | 의료용<br>가이드 | 제신16-1053 | Wafer Middle<br>/(주)씨이피테크 | | 임플란트 또는 기구의 진로, 위치, 수<br>술부위의 표시 등을 안내하기 위하여<br>사용하는 기구 |
| 14 | 의료용<br>가이드 | 제신16-1052 | OneGuide<br>Template<br>/오스템임플란트㈜ | | 임플란트 또는 기구의 진로, 위치, 수<br>술부위의 표시 등을 안내하기 위하여<br>사용하는 기구 |
| 15 | 의료용<br>가이드 | 서울<br>제신15-503 | Breast Surgery<br>Guide for Lining<br>/서울아산병원 | | 임플란트 또는 기구의 진로, 위치, 수<br>술부위의 표시 등을 안내하기 위하여<br>사용하는 기구 |
| 16 | 의료용<br>가이드 | 대전<br>제신14-126 | LOSPA KNEE<br>SYSTEM<br>Instrument PSI<br>/㈜코렌텍 | | 뼈와 결합시켜 고정핀으로 고정하여<br>골절제를 유도하는 기구 |
| 17 | 의료용<br>가이드 | 경인<br>제신13-75 | KSG-001<br>/오소센서코리아(유) | | 임플란트 또는 기구의 진로, 위치, 수<br>술부위의 표시 등을 안내하기 위하여<br>사용하는 기구 |
| 18 | 의료용<br>가이드 | 서울<br>수신13-35 | OPTIGUIDE<br>/덴츠플라이시로나<br>코리아(유) | | 임플란트 또는 기구의 진로, 위치,<br>수술부위의 표시 등을 안내하기 위<br>하여 사용하는 기구 |

출처: 2018년 신개발 의료기기 전망 분석 보고서, 식품의약품안전처

를 받았다. 주로 환자 맞춤용 수술용 가이드나, 임플란트, 보청기, 틀
니, 의족, 의수와 같은 개인 맞춤형 의료 보형물 제작을 목적으로 허
가되고 있다. 대표적으로 임플란트의 경우는 금속재질의 인공뼈, 두
개골성형재료 등의 정형분야에서 주로 허가되어 오다가, 최근에는
흡수성재료를 사용한 특수 재질의 두개골성형재료, 추간체유합보형
재, 기타 보철재료 등 뼈, 연골, 치과분야로 확대되어 허가되고 있다.

## Ⅳ 신의료를 넘어

존슨앤존슨 등 리딩하는 의료기기 회사들은 다양한 M&A 등을 통하여 의료 3D 프린팅 시장을 준비하고 있고, 선진국들은 3D 바이오프린팅 기술이 차세대 제조업 혁신을 주도할 것으로 기대하며, 향후 산업육성을 위한 정책을 추진할 계획을 세우며 활발한 투자를 하고 있다.

우리나라도 최근 들어 3D 프린팅을 이용한 세계최초로 리허설수술용 선천성심장모형이 신의료기술 평가를 통과하게 되어서 공식적으로 수가를 받게 되었다. 이런 임상영역의 미충족 수요를 발굴하여, 해결할 수 있는 아이디어를 내고, 이를 실현하는데 3D 프린팅이 앞으로 중요한 역할을 할 것으로 사료된다. 하지만 이를 위해서, 다양한 디지털화할 수 있는 모달리티와 제품의 인체 안전성 및 적합성의 문제, 법적 규제, 저작권 침해에 대한 대응책 마련 및 제도 정비도 필요하다. 현재 가장 활발한 치과 분야를 보면, 치과용 CT와 구강스캐너 등을 이용한 급속한 디지털화에 힘입어 3D 프린팅 기술을 활용하여, 투명교정장치, 개인 맞춤형 하악골절 plate 제작, 임플란트 Surgical guide 제작, 턱관절 치료를 위한 occlusal splint 제작, 틀니 복제 후 교좌인상 채득, 전치부 심미수복 보철물 모형 제작, 임시치아 및 치근단 제작 등 수많은 기술이 개발중이거나 개발 완료되어 시장에 진출하고 있다. 결국, 이런 플랫폼을 만들고 임상에 정말 필요한 맞춤형 의료기기를 만들 수 있는 선순환과 생태계를 만들 수 있다면 향후 3D프리팅을 이용한 융합연구는 새로운 수요를 창출하고 이를 통하여 의료 질 향상을 이룰 수 있을 것이라 사료된다.

●●09
# 보건의료 데이터의 의료산업적 기대

[ 김남국 ]

대한의학회 임상진료지침실행위원회
울산의대 융합의학교실
서울아산병원 융합의학과

## Ⅰ 빅데이터 시대의 의료

보건의료 빅데이터는 의료를 새로운 차원으로 발전시킬 것으로 사료된다. 빅데이터는 일상생활 또는 의료과정에서 만들어지는 건강에 관한 모든 정형 또는 비정형 데이터 세트로부터 가치를 추출하여 질병의 진단, 치료, 경감, 처치, 예방하는데 사용되는 기구, 기계, 장치, 재료 또는 서비스를 의미한다. 특히 ICT(Information & Communication Technology) 기술과 IoT(Intenet of Thing) 기술의 발달과 유전체기술의 발전으로 대규모의 환자 관련 정보를 얻을 수 있게 되었다. 기존의 병원에서 사용하는 임상정보를 10%라고 할 때, 유전체 정보에서 30%, 행동, 사회경제적, 환경에서 오는 외인성(Exogeneous) 데이터에서 60%의 정보를 얻게 되는데,[1] 환자의 치료 예후를 개선하

---

[1] Laura McGovern, The Relative Contribution of Multiple Determinants to Health, HealthAffairs, 10.1377/hpb20140821.404487, Available from: https://www.healthaffairs.org/do/10.1377/hpb20140821.404487/full/

는 데 중요한 역할을 할 것으로 사료된다.

　임상, 유전체, 외인성 데이터들이 급격하게 디지털화되어서 이제는 많은 빅데이터를 얻을 수 있게 되었고 이를 통한 다양한 의료 수준의 향상이 기대되고 있다. 특히 전자의무기록(EMR)이나 전자병원기록(EHR) 등의 시스템의 보급에 힘입어 임상빅데이터들이 생성되고 있고, 우리나라의 경우 주로 청구시스템을 기반으로 공공의료 빅데이터도 구축되고 있다. 유전체 데이터에도 다양한 종류가 있는데, 유전체(Genome)뿐 아니라, 전사체(Transcriptome), 단백체(Proteome), 후성유전체(Epigenome), 메타유전체(Microbiome) 등을 포괄한다. 이를 기반으로 정밀의료[2]가 탄생되었다. 이런 정밀의료는 임상 및 유전체 외에 외인성 데이터가 중요하다. 외인성 데이터에는 생물학적 특성, 건강 이력, 웰빙 상태, 가는 곳, 지출 내역, 수면 상태, 식사와 배설, 액체생체검사, 보험금 청구서, 처방전 등 예전에는 얻기 힘들었지만, 지금은 ICT, IoT 기술을 이용하여 환자의 라이프로그[3] 데이터를 얻을 수 있게 되어서, 이를 이용한 정보의학의 발달이 요구되고 있다.

　빅데이터의 활용으로는 미국의 스타트업인 Kinsa가 디지털 체온계를 이용하여 미국 전체의 카운티별 온도를 맵핑하여 독감을 실시간으로 예측하여, 카운티 지역사회의 학부모나, 병원, 그리고 소매점 등이 이를 활용하여 독감 전염병 유무를 대비할 수 있게 하는 서

---

2 환자별로 다른 유전적·환경적 요인과 질병 경력, 생활환경 및 습관(Life-log) 정보 등을 사전에 인지하여 환자에게 적정한 약을 적정한 용량으로 적정한 시간에 사용함으로써 환자에 따라 최적화된 치료법을 제공하는 의료 행위

3 일상생활에서의 행동, 체험에 대한 개인의 디지털 데이터(영상, 이미지, 음성, 위치정보, 행동 정보 등) 기록 및 관련 기술을 의미함(개인건강관리를 위한 건강 라이프로그 서비스 참조 모델, 한국정보통신기술협회, 2014)

•• 그림 9-1   Kinsa의 디지털 체온계를 이용한 미국 독감 예방 및
            CDC의 독감 전염결과와 일치도

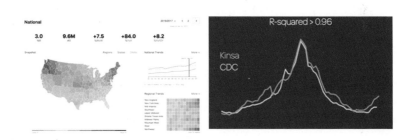

출처 https://www.kinsahealth.co/

•• 그림 9-2   Kinsa의 디지털 체온계를 이용한 Atypical 체온의 맵을 통해
            COVID-19 예보 시스템

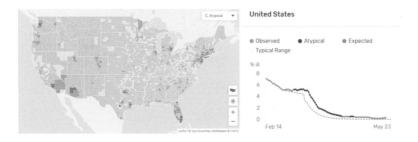

출처 https://www.kinsahealth.co/

비스가 대표적이다. [그림 9-1]에서 알 수 있듯이 미국전염병센터
(CDC)에서 알리는 독감전염과 $R^2$이 0.96 이상의 일치도를 볼 수 있
다. 또한, 이 시스템을 이용하여 카운티별 비정상적인 체온증가를 통
해서 COVID-19 예보를 카운티별로 하고 있다(그림 9-2).

   뿐만 아니라 구글의 검색 결과를 이용하여 지역내 독감 전염을
예측하는 Google Trends부터, 페이스북 사용자의 글 작성을 분석해
서 담배, 술, 약물 중독 유무를 예측하는 시스템, 눔과 같이 당뇨환

자들의 운동이나 식단관리 등을 하는 스마트폰 앱과 같이 다양한 형태의 응용들이 나오고 있다. 특히, 환자의 외인성 데이터를 라이프로그 형식으로 모으려면 다양한 IoT 디바이스들이 필요하다.

## ‖ 빅데이터 획득 도구인 IoT 기기

IoT 기기란 IoT 기술과 착용하는 센서를 이용하여 일상생활의 생체정보를 획득하여 사용자의 건강 및 의료를 도와주는 기기를 말한다. 특히, 웰니스 분야에서 손목에 착용할 수 있는 형태의 웨어러블 기기로 상용화된 제품들이 많이 상용화되었다. IoT 의료기기 국내외 시장 전망은 2015년 3,930백만 달러에서 2020년 32,142백만 달러로 연평균성장률 41.9%로 꾸준히 성장할 것이라는 전망이 예측된다. 이에 따라 휴대용 디바이스를 제작하는 기업 및 획득한 정보를 분석하는 IT 기업 등 다양한 기업들이 지속적으로 시장에 뛰어들며 관련 제품 개발이 활발하다(표 9-1).

•• 표 9-1  생체신호 모니터링 디바이스 국내외 시장 전망(백만 달러, 억 원)

| 부문 | 2015 | 2016 | 2017 | 2018 | 2019 | 2020 | CAGR(%) |
|------|------|------|------|------|------|------|---------|
| 세계 시장 | 3,930 | 5,874 | 9,036 | 13,995 | 21,292 | 32,142 | 41.9 |
| 국내 시장 | 649 | 968 | 1,485 | 2,310 | 3,509 | 5,302 | |

출처: KISTI 마켓리포트, 2016

•• 그림 9-3  아기의 수면 습관을 관찰 및 학습하여 돌연사를 예측하는 IoT 기구

• 심장 박동수
• 체온
• 움직임
• 자세

스마트 폰

• 취침 여부
• 예상 기상시간
• 외부 소음
• 심장 박동수 이상

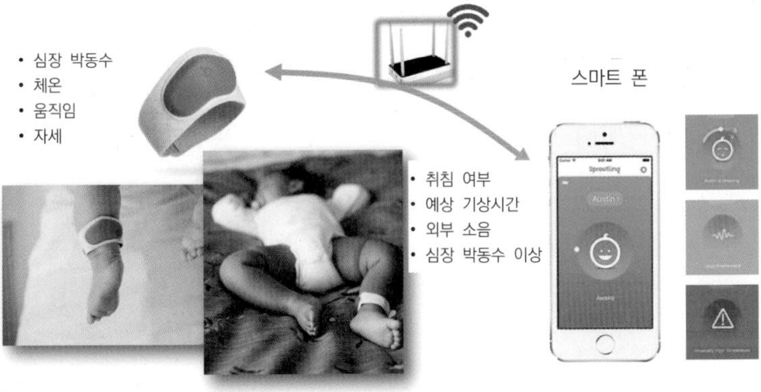

출처 http://www.lisaxwinter.com/sproutling.html

　　주로 시그널 모니터링 기기는 애플, 샤오미, 핏빗, 삼성, 아디다스 등이 개발한 손목에 착용하는 웨어러블 기기를 통해 사용자의 운동량 체크 및 수면 관련 정보 분석과 같은 사용자의 건강관리 측면에서 주로 활용되고 있다. 이런, 웨어러블 IoT 기기(Connected wearable IoT devices)는 앞으로 계속 증가될 전망이다.

　　특히 COVID−19를 위시하여 최근 3~5년마다 생기는 신종 전염병의 우려를 고려할 때 이런 IoT 기반의 원격모니터링 및 이를 기반으로 하는 비대면플랫폼은 의료에서 중요한 역할을 할 것으로 예상된다. [그림 9−3]은 아기의 수면 습관을 관찰 및 학습하여 돌연사를 예측하는 IoT 기구 중에 하나인 sproutling band를 보여주고 있다.

### Ⅲ   빅데이터 처리 도구인 인공지능

　디지털 혁명과 IoT 기술의 발달로 인하여 임상, 유전체, 외인성 데이터를 빅데이터로 모을 수 있게 되었다. 때마침, 인간의 신경망을 모사하는 전자 신경망 기술이 발달하여 빅데이터를 처리할 수 있는 방법으로 각광을 받고 있다. 인간이 학습하는 것과 비슷한 방식으로 프로그램을 학습할 수 있게 되고, 이 학습된 인공신경망이 인간의 인지나 신호처리 분야에서 인간과 비슷한 성능을 낸다는 것을 통해서 다양한 빅데이터 분석 기법으로 사용될 수 있을 것이라 기대된다. [그림 9−4]는 최근에 영상분야 등에서 각광을 받는 합성곱신경망의 구조를 보여주고 있다. 이런 기술을 이용한 인공지능 의료기기는 다양한 의료영상분야4를 위시하여 연속 모니터링이 필요한 집중

•• 그림 9-4   대표적 합성곱신경망(Convolutional Neural Network(CNN)) 구조

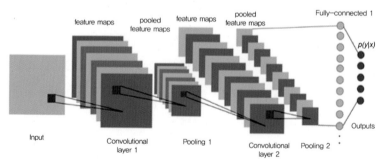

출처: A Framework for Designing the Architectures of Deep Convolutional Neural Networks, Entropy 2017, 19(6), 242

4 의료영상/병리영상 용 인공지능 의료기기의 진단 결과는 분류, 검출, 그리고 분할 등이 대표적이다.

•• 그림 9-5  지능형 의료기기 시스템 구성

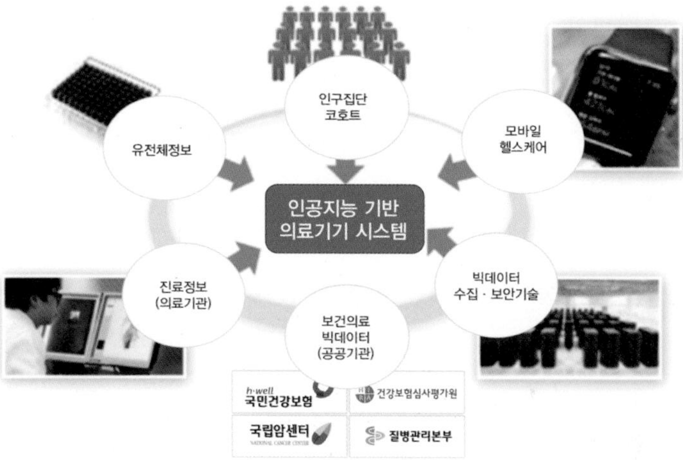

출처 : 카카오AI리포트 https://brunch.co.kr/@kakao−it/78

치료실(ICU)이나 마취5 등에 적용되고 있고, 식약처 인허가를 통과하는 제품들이 수십개가 나오고 있어서 임상에 활용이 시작되고 있는 시점이다. 하지만, 이런 인공지능 의료기기를 학습할 때 가장 중요한 것이 데이터의 질적 수준이다. 따라서 빅데이터의 질적 수준을 잘 관리하고, 또 반대로 인공지능 기술을 통해서 빅데이터 분석을 잘하는 두 가지 상보적인 문제를 동시에 풀어야 한다. [그림 9−5]는 카카오AI리포트에 실린 지능형의료기기 시스템에 대한 개념이다. 임상정보(진료정보, 공공기간 보건의료빅데이터), 인구집단 코호트, 유전체

5 모니터링 분야에서 널리 사용되고 있는 주요 기술은 크게 데이터 수집과 분석으로 나누어진다. 데이터 수집에는 심박수, 호흡수, 혈압, 체온과 같은 기본적인 생체신호를 수집하는 센서−모니터 장비들과 심전도(electrocardiogram, ECG), 뇌파(electroencephalogram, EEG), 근전도(electromyogram, EMG), 안전도(electrooculogram, EOG) 등 장기별로 특화된 신호를 수집하는 장비이고, 인공지능 분석으로는 심전도 측정기에 탑재된 자동판독 알고리즘이 대표적인 사례이다.

정보, IoT(모바일헬스케어), 빅데이터 기술등을 인공지능 기반 의료기
기로 묶어내서 의료수준의 향상 및 새로운 산업적 활용을 만들 수
있다는 개념을 보여주고 있다.


## Ⅳ   보건의료 데이터의 의료 산업적 전망


인공지능 의료기기는 매우 혁신적인 기술로서 의료 산업적인
효과가 매우 큰 분야여서 많은 투자와 정부 지원이 이루어지고 있
다. 현실적으로 볼 때 앞으로 수년간의 인공지능기술은 기존의 의료
기기에 융합하여 그 효능과 생산성을 높이고 오류를 줄이는 방식으
로 주로 도입될 것으로 예상한다. 따라서, 인공지능기술의 개발에 꼭
필요한 의료데이터의 활용에 대한 다양한 개선이 이루어질 것으로
사료된다. 특히, 의료데이터의 상업적인 이용, 인허가, 보험등재 등
다양한 단계에서 제도적인 제약들을 해결하는 시도가 이루어지고 있
다. 최근 정부가 수행한 데이터3법의 개선이 대표적인 사례이다. [표
9-2]는 국내외 IoT 인공지능 의료시스템/서비스의 분류를 보여준
다. 실제로 이런 시스템을 통해서 환자의 예후를 좋게 하는 새로운
정보의학이 시작될 것이다.

이에 더하여 인공지능기술의 임상 효용성을 평가하기 위한 의
료진의 적극적인 참여가 필요하며 이를 위해서 임상검증연구지원,
경제적인 보상 등 다양한 방법의 유인 요인을 개발할 필요가 있다.

•• 표 9-2 국내외 IoT 인공지능 의료시스템/의료서비스 분류

| 대분류 | 중분류 | 소분류 | 상세 내용 |
|---|---|---|---|
| IoT 의료시스템/ 의료서비스 | 의료 시스템 | 병원 내 커뮤니케이션 | 의료진-의료진 간 환자-의료진 간의 커뮤니케이션을 원활하기 위한 병원 내 커뮤니케이션 시스템 |
| | | 의료지원시스템 | 의료기기 관리/수술실 관리/의약품 관리 등을 위하여 사용상태, 재고상태 등을 파악/관리/점검하는 시스템 |
| | 의료 서비스 | 원격진료/처방 | 병원 외의 장소에서 환자/개인을 진료/(약물)치료/모니터링하기 위한 원격진료/처방 서비스 |
| | | 환자상태감시 | 고령자, 환자 등을 케어하기 위하여 신체상태/위치/움직임 등을 지속적으로 모니터링하는 서비스 |
| | | 진료/입원 정보 제공 | 진료 정보(진료스케줄 등), 약물 투여 정보, 입원 정보 등을 사용자에게 제공하는 서비스 |
| | | 의료/건강 정보 제공 | 건강 유지 및 관리와 관련되고, 사용자에게 필요한 각종 의료/건강 정보를 제공하는 서비스 |
| | | 의료제공자/ 보험 정보 제공 | 의료제공자(병원,의사) 등의 추천정보/위치정보나 의료와 관련한 보험에 대한 정보를 제공하는 서비스 |
| | | 표준화 | 생체데이터의 검출/진단, 환자의 치료/재활, 개인의 건강관리를 비롯하여 데이터의 관리/분석/처리를 위한 의료시스템 또는 서비스의 표준화 |

출처: 보건복지부 보건의료기술연구개발사업 헬스케어 IoT 보고서
(https://www.bioin.or.kr/fileDown.do?seq=36865&bid=patent)

PART 3

# 혁신기술
# 도입과 제도

●●10
# 보건의료빅데이터 활용시
# 개정된 데이터3법의 문제점

정상태

법무법인 율촌

I 개정 개인정보 보호법의 시행과 보건의료 빅데이터의 활용 가능성의 확대

2020년 8월 이른바 데이터 3법(개인정보 보호법, 신용정보법, 정보통신망법)과 시행령이 개정되었고 연이어 보건의료 데이터활용 가이드라인(이하 "가이드라인"이라고만 함), 가명정보 처리 가이드라인 등이 발간되었다.

이번 개정법의 특징은 가명처리[1] 및 가명정보[2]라는 새로운 개념을 도입한 것이다. 이로써 정보 주체의 동의가 없어도 개인정보를 가명처리하여 과학적 연구 등에 사용할 수 있게 되었고 보건의료 빅데이터(이하에서는 간략하게 "의료 데이터"라고만 함)의 활용가능성은 매우 크게 확대되었다. 그러나 법 개정에 따라 가명처리하여야 하는

---

1 개인정보 보호법 제2조 1의2호는 "가명처리"란 개인정보의 일부를 삭제하거나 일부 또는 전부를 대체하는 등의 방법으로 추가 정보가 없이는 특정 개인을 알아볼 수 없도록 처리하는 것이라고 정의하고 있다.

2 개인정보 보호법 제2조 1호 3목은 "가명정보"란 성명, 영상 등의 개인정보를 가명처리함으로써 원래의 상태로 복원하기 위한 추가 정보의 사용·결합 없이는 특정 개인을 알아볼 수 없는 정보라고 정의하고 있다.

의료 데이터의 범위와 구체적인 가명처리 방법, 가명정보를 산업적 목적으로 활용할 수 있는지 여부, 의료법, 생명윤리법 등과의 불일치 문제, 가명정보 재식별, 재제공, 파기 등에 관한 문제, 의료 데이터에서 발생하는 수익의 귀속 문제, 데이터 제공 계약(Data Use Agreement) 등 여러 가지 풀어야 할 과제도 많이 발생하고 있다. 이하에서 간략히 살펴본다.

## II　의료 데이터와 가명처리

　　의료 데이터와 같은 민감정보는 별도로 정보주체로부터 동의를 받지 않으면 정보 처리를 할 수 없고 이를 위반하는 경우 형사책임을 질 수 있다(개인정보 보호법 제23조, 제71조 3호). 그런데 민감정보가 가명처리된 경우 여전히 위 규정이 적용되는지 문제된다. 현행 가이드라인은 의료 데이터를 가명처리하였다면 다른 개인정보와 같이 정보주체의 동의 없이 사용할 수 있다고 기재하고 있다. 그러나 이러한 해석은 법률의 명시적 규정 없이 가명처리를 통하여 민감정보에 관한 규정을 사실상 무력화하는 결론에 이를 수 있다. 이에 대하여는 관련 내용을 법률에 명시하는 등의 정비가 필요하다.

　　다음으로 개별 의료 데이터에 대한 구체적인 가명처리 방법이 문제된다. 이에 관하여 가이드라인은 아래와 같이 데이터 유형별 가명처리 방법을 기재하고 있다.

| 식별자[3] | 삭제 또는 일련번호로 대체 |
|---|---|
| 측정수치정보[4] | 정형화된 정보[5]는 가명처리 없이 원본 사용 가능<br>정형화되지 않은 정보는 가명처리 유보하고 정보주체의 동의받아 사용 |
| 의료인의 관찰입력 정보[6] | 정형화된 정보는 원본 사용 가능<br>정형화되지 않은 정보는 가명처리 유보하고 정보주체의 동의받아 사용 |
| 알고리즘이 생산한 건강정보[7] | 원본 사용 가능 |
| 체외영상정보 | 눈, 코, 입, 문신, 기타 외양적 특징 삭제/모자이크/마스킹<br>영상에 기재된 환자번호·성명 등의 식별자 삭제 또는 마스킹<br>DICOM 헤더 등 메타데이터 상의 식별자 삭제 |
| 체내영상정보 | 영상에 기재된 환자번호·성명 등의 식별자 삭제 또는 마스킹<br>DICOM 헤더 등 메타데이터 상의 식별자 삭제 |
| 단층촬영·3D이미지 | 영상에 기재된 환자번호·성명 등의 식별자 삭제 또는 마스킹<br>DICOM 헤더 등 메타데이터 상의 식별자 삭제<br>Surface boundary 삭제 |
| 음성정보 | 가명처리 유보하고 정보주체의 동의받아 사용 |
| 유전체정보 | 가명처리 유보하고 정보주체의 동의받아 사용<br>단, 널리 알려진 질병에 관한 유전자 변이 유·무 또는 변이 유형, 생식세포 변이 정보를 제거한 신생물 고유 (neoplasm)의 신규변이 정보는 가명처리하여 사용 가능 |
| 유전체를 제외한 오믹스 정보 | 원본 그대로 사용 가능 |
| 지문, 홍채 등 생체인식정보 | 가명처리 유보하고 정보주체의 동의받아 사용<br>의료영상에 포함된 경우 마스킹 |

3 주민등록번호, 여권번호, 운전면허번호, 외국인등록번호), 보험 가입자번호, 환자 번호, 이름, 웹사이트의 ID, 사번 등
4 체중, 키, 혈압, 혈당, 산소포화도, 각종 물질들의 혈중농도, 웨어러블에서 측정한 심박, 걸음수, 심전도 등
5 가이드라인은 정형화된 정보를 '한 칸에 한 가지 의미와 제한된 양식을 갖는 정보 만이 입력될 수 있는 방식으로 기록된 정보'로 예시하고 있다.
6 진단코드, 주호소, 알레르기·과거력, 처방전 상 약제코드·용량·기간, 시술코드 등
7 의료영상에서 인공지능이 발견한 결절 위치 또는 그 가능성의 heatmap, 웨어러블

한편 가이드라인이 제시하고 있는 가명처리 방법을 반드시 지켜야 하는지, 가이드라인에 정한 방법을 준수하지 못하였을 경우 법령 위반에 해당하는지 문제된다. 일반적으로 가이드라인은 법 위반 판단시 유력한 참고자료가 되지만 종국적으로 법원은 가이드라인이 아니라 법률 또는 위임 법령에 따라 판단한다.[8] 따라서 실무상 가이드라인을 충분히 숙지할 필요가 있지만 구체적 사안에 따라서는 가이드라인에 기재되어 있지 않은 다른 방법을 선택하거나 적용할 필요가 있을 수 있다.

한편 가명처리 방법의 적절성, 효과성, 안전성은 비식별화 기술의 수준에 따라 변화한다.[9] 따라서 비식별화 기술이 발전하면 가명처리 방법 또한 지속적으로 점검하고 변경하여야 한다.

기기에서 측정된 고심박수 위험알림·심박변이(HRV) 등

8 대법원 2018.01.25. 선고 2015다24904, 24911, 24928, 24935 판결은 정보통신서비스 제공자가 방송통신위원회의 고시에서 정하고 있는 기술적·관리적 보호조치를 다하였다고 하더라도, 정보통신서비스 제공자가 마땅히 준수해야 한다고 일반적으로 쉽게 예상할 수 있고 사회통념상으로도 합리적으로 기대 가능한 보호조치를 다하지 아니한 경우에는 위법행위로 평가될 수 있다고 판시하였다. 또한 대법원 2015. 12. 23. 선고 2013다88447 판결은 금융감독원 공시감독국이 작성한 '투자위험요소 공시 실무가이드라인'에서 제시하는 바에 따라 항목별 기재를 하지 않았다고 하여 그 자체로 중요사항의 기재 누락이 있다고 볼 수 없다고 판단하였다.

9 서울고등법원 2019. 5. 3 선고 2017나2074963, 2017나2074970 판결은 처방전 및 주민등록번호등을 암호화하였으나 쉽게 복호화할 수 있는 암호화방식만으로는 적절한 비식별화조치가 취해졌다고 보기 어렵다고 판단하였다.

## III 의료 데이터의 산업적 연구 목적 활용

의료 데이터는 산업적 연구 목적으로 활용되어야 할 필요가 있다. 그런데 개인정보 보호법 제28조의2는 정보주체의 동의 없이 사용할 수 있는 가명처리 목적으로 산업적 연구를 기재하고 있지 않다. 이는 신용정보의 이용 및 보호에 관한 법률 제32조 제6항 9조의2호가 산업적 연구를 명시하고 있는 것과 대비된다.

현행 가이드라인은 산업적 연구가 당연히 허용된다는 전제에서 그 예시로서 약물 개발, 의료기기 개발 등을 폭넓게 기재하고 있다. 그러나 가이드라인은 법령이 아닌 점, 개인정보 호보법 제28조의2 위반 행위에 대하여 형사책임을 질 수 있다는 점을 함께 고려해보면[10] 향후 개인정보 보호법 개정 과정에서 산업적 연구 목적을 법률에 명시하는 것이 바람직하다.

## IV 개인정보 보호법과 의료법, 국민건강보험법, 생명윤리법과의 불일치 문제

의료법 제19조 및 제21조는 다른 법령에 특별히 규정된 경우 외에는 인료인이 다른 사람의 정보를 누설하거나 열람하지 못하게

---

10 위 규정을 위반하면 5년 이하의 징역 또는 5천만원 이하의 벌금의 형사책임을 질 수 있다(개인정보 보호법 제71조 2호).

규정하고 있고 이에 위반된 경우 형사책임을 지우고 있다. 그런데 개인정보 보호법이 규정하고 있는 가명처리 또는 가명정보가 위 의료법의 "다른 법령에 특별히 규정된 경우"에 해당하는지 문제된다. 현행 가이드라인은 가명처리된 의료 데이터에는 의료법이 적용되지 않는다고 기재하고 있다. 그러나 가명정보도 개인정보의 한 종류인 점,[11] 일반적으로 의료법이 개인정보 보호법보다 우선한다고 해석되고 있는 점[12] 등에 비추어 보면, 일단 가명처리된 의료 데이터에는 의료법이 적용되지 않는다는 점을 의료법에 명시하여 법률 상호간의 관계를 명확하게 정비해둘 필요가 있다. 국민건강보험법 제102조의 경우도 유사하다.

한편 생명윤리법 제2조는 개인식별정보를 별도로 정의하면서 "익명화"를 개인식별정보를 삭제하거나 대체하는 것이라고 정의하고 있다. 반면 개인정보 보호법은 개인식별정보나 익명화를 별도로 규정하고 있지 않다. 향후 양 법률이 사용하는 용어나 개념을 통일화해둘 필요가 있다.

### V  가명정보 재식별, 재제공, 파기 등에 관한 문제

가명정보를 제3자에게 제공한 후 제3자가 가명정보를 재식별하

---

11 개인정보 보호법 제2조 1호의 다목
12 개인정보 보호 가이드라인(행정안전부), 보건의료 데이터활용 가이드라인

거나, 다른 제3자에게 재제공하거나, 정보처리 후 파기하지 않는 상황이 발생할 수 있다. 그 경우 가명정보를 제공한 병원 또는 당해 제3자의 책임 문제, 제재수단 및 피해자 구제수단이 문제된다.

제3자가 가명정보를 재식별하였다면 재식별을 한 자는 형사책임[13] 및 민사책임을 부담한다. 또한 특정 개인을 알아볼 수 있는 정보가 생성되었음에도 가명정보의 이용을 중지하지 않거나 회수, 파기하지 않은 개인정보처리자는 과태료에 처해질 수 있다.[14] 가명정보의 재식별에 관하여는 법률이 명시적으로 금지하고 있음을 알 수 있다.

한편 제3자가 당초 가명정보를 제공받은 목적을 벗어나 제3자에게 재제공하는 경우 이를 제재할 방법이 있는지 문제된다. 현행 가이드라인은 목적이 없는 재제공은 금지된다고 기재하고 있다.[15] 그러나 가명정보의 재제공시 산업적 목적 또는 연구 목적이라는 이유를 표면적으로 제시하는 경우 데이터 제공 계약의 위반을 주장하는 것은 별론으로 하고 개인정보 보호법 위반의 형사책임을 물을 수 있을지는 의문이다.[16]

마지막으로 제3자가 당초 데이터 제공 계약에서 정한 사유와 기한을 초과하였음에도 불구하고 가명정보를 파기하지 않는 경우가 발생할 수 있다. 이 경우에는 데이터 제공 계약의 위반을 주장할 수

---

13 개인정보 보호법 제71조 4의3호. 5년 이하의 징역 또는 5천만원 이하의 벌금

14 개인정보 보호법 제75조 제2항 제7의2호, 제28조의5 제2항

15 개인정보보호법 제59조(금지행위) 제2호("업무상 알게 된 개인정보를 누설하거나 권한 없이 다른 사람이 이용하도록 제공하는 행위")의 금지규정을 근거로 하는 것으로 보인다.

16 개인정보 보호법 제71조 5호. 5년 이하의 징역 또는 5천만원 이하의 벌금.

있을 뿐 형사 책임을 묻기는 어렵다. 개인정보 보호법상 가명정보는 사용 목적 달성 후 파기 의무가 없기 때문이다.[17]

결국 가명정보를 제공받은 제3자가 당해 가명정보를 다른 사람에게 재제공하거나, 파기하지 않을 경우 가명정보를 제공한 자(예를 들어 병원)로서는 제3자에 대하여 계약 위반을 이유로 민사상 손해배상 및 회수, 파기 청구를 하는 것이 유력한 구제수단(제재수단)이 될 가능성이 높다. 통상 민사소송에 소요되는 비용과 시간, 집행 가능성 등을 고려해 보면 사전에 신뢰할 수 있는 제3자에게 데이터를 제공하는 것이 중요하다.

또한 데이터 사용 계약을 체결함에 있어 '데이터 제공 목적, 데이터 처리 한계, 사용 기한, 가명정보 처리기록 작성 및 보관 조항, 가명정보의 안정성 확보 조치, 데이터의 재식별 금지, 제3자 재제공 금지, 개인정보 누설 등의 사고 발생시 보고 의무, 계약 위반시 손해배상, 데이터 회수, 파기 의무' 등에 관한 규정을 잘 정비해둘 필요가 있다.

### VI  의료 데이터의 제공에서 발생하는 수익의 귀속 문제

현행 가이드라인은 의료 데이터를 제3자에게 유료로 제공할 수 있고, 수익을 기관 내 자체 연구비, 분석 환경 보강, 보안시스템 구축 강화, 정보주체 권익 보호 등의 목적으로 사용할 것을 권장하고

---

17 개인정보 보호법 제28조의7, 제21조.

있다.

이와 관련하여 의료 데이터의 제공으로부터 발생하는 수익의 귀속 주체가 병원인지 환자인지는 여전히 사회적 논란의 대상이 되고 있다. 이는 이른바 데이터 세금(Data Tax)과도 관련된다. 향후 의료 데이터의 정당한 가치 산정, 차별적 가격 산정 또는 데이터의 차별적 제공 등의 문제도 발생할 가능성이 있다. 이에 관한 사회적 논의를 시작할 필요가 있다.

## VII 마치며

개정 개인정보 보호법의 시행에 따라 보건의료 빅데이터의 활용 가능성이 대폭 확대되었다. 이는 한국 보건의료 산업의 발전과 환자의 권익 향상을 위하여 필요하고 적절하다. 다만 앞에서 간략하게 살펴본 바와 같이 관련 법률의 정비, 의료데이터에 대한 가명처리 방법에 관한 실무 사례 축적, 의료 데이터로부터 발생하는 수익의 귀속 문제 등 처리해야 할 과제들도 속속 발생하고 있다. 이에 관한 폭넓은 사회적 논의가 시작되기를 기대해 본다.

# 11

# 보건의료 정보의 활용과 규제 개선

이창범

김장법률사무소 고문
동국대학교 국제정보대학원 객원교수
대한의학회 임상진료지침 실행위원회 멤버
국무조정실 신산업규제혁신위원회 ICT융합분과위원장

## I  규제개선, 왜 필요한가?

세상이 바뀌고 있다. 급속도로 바뀌고 있다. 의료계도 예외는 아니어서 스스로 바뀌지 않으면 살아남을 수 없고 스스로 변화하지 않으면 누군가에 의해서 지배를 받게 될지도 모른다. 지금까지는 의료 지식과 진료 정보를 독점하고 있는 의사와 병원이 의료업계의 주인공이었다. 그러나 이제 의료지식을 의사와 병원이 독점하는 세상에서 인공지능 알고리즘과 로봇이 의사를 대체하는 세상이 가까워지고 있다.

진료에 필요한 정보를 엑스레이, CT, MRI, 혈액검사, 문진정보 등에만 의존하던 시대에서 이제는 환자가 하루 24시간 먹고 마시고 일하고 운전하고 쉬고 잠자는 모든 생활정보가 더 중요해지는 맞춤형 의료시대로 발전하고 있다. 환자가 살고 있는 집과 일하는 작업공간의 위치, 구조, 소재 등의 정보나 환자가 소셜미디어(SNS)에 남

긴 댓글, 검색어, 사진, 가족관계, 친구관계 등의 정보가 혈액검사결과보다 더 중요한 진단정보 또는 진료정보가 될 수 있다. 이는 의사 또는 병원의 지위가 병원 안 밖의 정보를 수초 만에 분석해낼 수 있는 인공지능(AI)으로 바뀌거나 적어도 인공지능이 의사의 지위와 대등한 수준에 이를 수 있음을 의미한다.

의료기기회사들은 이제 의료기기를 판매하는 것으로 만족하지 않는다. 의료기기회사들은 자신이 판매한 의료기기로 수집한 정보들을 자신이 직접 보관·관리하여 그 정보들을 이용해 새로운 의료서비스를 도모하고 있다. 그들은 혹은 병의원과 혹은 보험회사들과 혹은 통신회사들과 혹은 지방정부와 협업하면서 의사와 병원의 지위를 넘보고 있다. 이전에는 단순히 제조자에 불과했던 의료기기회사들이 헬스케어 기기와 인공지능 소프트웨어를 기반으로 건강정보 분야의 새로운 강자로 대두하고 있는 것이다.[1]

누군가는 규제개혁의 피로감을 이야기할 수 있다. 그러나 개혁에는 끝이 없다. 의료산업은 인·허가 조건이 가장 많고 시장진입이 엄격히 제한된 규제산업 중 하나이다. 의료산업은 인력, 시설, 기기, 장비에서부터 행정, 행위, 기록 등에 이르기까지 모든 것이 규제 덩어리이다. 의료행위는 인간의 생명과 직결되어 있기 때문이다. 보건의료분야 규제는 주택, 금융, 유통 등의 분야와 달리 경제적 규제, 진입규제, 가격규제, 품질규제에 비하여 "사회적 규제"의 비율이 월

---

[1] 의료기기회사들이 환자정보를 수집·보관하고 이를 이용해 새로운 비즈니스를 제공하는 것은 이미 하나의 트랜드로 정착해가고 있다. 예컨대, 초음파기기 회사들은 개업 산부인과 의사들을 대신하여 초음파기기로 촬영된 임산부들의 영상정보를 대신 저장·관리해주면서 그 영상정보를 이용해서 임산부들에게 다양한 서비스를 제공하고 있다.

등이 높다. 한 조사에 따르면 국내 보건의료분야의 규제 건수는 국토교통 분야 다음으로 많다고 한다.

　사실 규제는 "공동체의 안전, 편의 및 공생을 위한 최소한의 컨센서스(consensus)"라고 할 수 있다. 즉, 시민의 경제·사회·문화 활동을 안전하고 편리하게 유지하기 위한 최소한의 합의된 약속이다. 그러나 기술 환경이 변하게 되면 어느 순간 규제는 사회발전을 가로막거나 이행당사자간 갈등을 유발하는 애물단지로 변한다. 보건의료분야를 둘러싼 기술 환경이 지금 이 시점에 와 있다고 할 수 있다. 의사와 병원이 기술과 환경 변화를 능동적으로 선도하면 주인이 될 것이지만 이끌려 가면 도태되거나 패자가 될 것이다. 정부는 의사와 병원이 변화된 환경에 잘 대응할 수 있도록 신속하고 과감한 규제개선을 통해 이들을 지원해야 한다.

## II  융합 및 협업 의료로 가기 위한 규제개선 이슈들

### 1. 가명조치를 통한 진료기록 활용 근거의 명확화

　의료법은 의료인, 의료기관의 장 및 의료기관 종사자는 원칙적으로 환자가 아닌 다른 사람에게 환자에 관한 기록을 열람하게 하거나 그 사본을 내주는 등 내용을 확인할 수 있게 하여서는 안 된다고 규정하고 있다(제21조 제2항). 반면, 개정 개인정보보호법은 '통계작성, 과학적 연구, 공익적 기록보존 등을 위하여' 정보주체의 동의 없이 가명정보를 처리할 수 있도록 규정하고 있다(제28조의2). 이에 따라   진료기록도 가명화하면 '통계작성, 과학적 연구, 공익적 기록보존 등'의 목적으로 이용·제공할 수 있는지 여부가 분명하지 않다. 특히 개인정보보호법은 민감정보는 법령에서 처리를 요구하거나 허용하는 경우와 다른 개인정보의 처리에 대한 동의와 별도로 정보주체의 동의를 받은 경우에만 처리를 허용하고 있다(제23조). 개인정보보호법상 진료기록(건강정보)은 민감정보의 하나이다.

이에 대하여 보건복지부와 개인정보보호위원회는 의료법 제21조의 진료기록도 가명조치를 하면 진료기록에 해당하지 않으므로 '통계작성, 과학적 연구, 공익적 기록보존 등을 위하여' 이용·제공할 수 있다는 입장이다.2 하지만 정보주체인 환자의 동의 없이 진료기록를 가명 조치할 수 있는지 여부 및 가명조치한 진료기록을 '통계작성, 과학적 연구, 공익적 기록보존 등'의 목적으로 이용·제공할 수 있는지 여부는 여전히 분명하지 않다. 보건의료정보의 안정적인 이용을 위해서는 법적으로 불분명한 해석에 의존하기보다는 가명화된 보건의료정보의 이용·제공에 대해서 입법적으로 명확히 규정하는 것이 바람직할 것이다.3

---

2 개인정보보호위원회/보건복지부, 보건의료 데이터 활용 가이드라인, 2020.9
3 개인정보보호법상 가명 조치한 개안정보가 우연히 재식별되더라도 개인정보처리자나 연구자는 처벌을 받지는 않는다. 당초 목적과 다른 목적으로 이용·제공하기 위해 재식별을 시도하거나 우연히 재식별된 정보의 처리를 즉시 중단하고 회수·파기하지 아니한 경우에만 처벌을 받는다(제28조의6, 제71조, 제72조제2항).

## 2. 의료정보를 이용한 후향적 연구의 촉진

### (1) 정보주체의 동의를 기반으로 한 의료정보 처리

생명윤리법상 인간대상연구자는 인간대상연구를 하기 전에 연구대상자로부터 인간대상연구의 목적, 개인정보 보호, 개인정보 제공 등에 관한 사항이 포함된 서면으로 동의를 받아야 한다(제16조 제1항). 또한, 인간대상연구자는 연구대상자로부터 개인정보를 제공하는 것에 대하여 서면으로 동의를 받은 경우에는 기관윤리위원회(IRB)의 심의를 거쳐 개인정보를 제3자에게 제공할 수도 있다. 이 경우 연구대상자가 개인식별정보를 포함하는 것에 동의한 경우를 제외하고는 개인정보를 익명화해서 제공해야 한다(제18조).

일반법인 개인정보보호법에서는 개인정보를 가명화하면 정보주체의 동의 없이도 제3자 제공이 가능한 것에 비해서 특별법인 생명윤리법에서는 의료정보를 연구목적으로 제3자 제공하기 위해서는 연구대상자의 동의와 기관윤리위원회의 승인 그리고 익명화라는 3가지 요건을 모두 충족해야 한다. 이에 대하여 보건복지부는 생명윤리법 상의 개인정보도 가명조치를 하면 개인정보 보호법이 적용되어 연구대상자의 동의를 받을 필요가 없고 기관윤리위원회의 승인을 받을 필요도 없다는 입장을 취하고 있다. 또한 생명윤리법에 따른 '익명화'는 개인정보 보호법상의 '가명화'와 동일한 개념으로 해석하고 있다.[4]

그러나 가이드라인이나 운영지침을 통해서 법률상 확립된 특별

---

4 보건복지부, 생명윤리법 유권해석(생명윤리정책과-2605), 개인정보 보호법 개정에 따른 「생명윤리법 관련 기관 운영지침」 일부 개정 추진(2020.8.4.)

법 우선 적용의 원칙을 배제할 수 있는지, 개인정보 보호법상 가명
처리와 생명윤리법상 익명화를 동일한 개념으로 볼 수 있는지에 대
해서는 여전히 의문이 남는다. 따라서 후향적 연구 목적을 위한 가
명화 된 의료정보의 제3자 제공과 관련하여 불필요한 분쟁 및 소송
위험을 방지하기 위해서는 입법적으로 해결하는 것이 바람직하다.

### (2) IRB의 승인을 기반으로 한 의료정보의 처리

연구대상자의 동의를 받는 것이 연구 진행과정에서 현실적으로
불가능하거나 연구의 타당성에 심각한 영향을 미친다고 판단되는 경
우 또는 연구대상자의 동의 거부를 추정할 만한 사유가 없고 동의를
면제하여도 연구대상자에게 미치는 위험이 극히 낮은 경우에는 기관
윤리위원회(IRB)의 승인을 받아 연구대상자의 서면동의를 면제할 수
있다(제16조 제3항). 인간대상연구가 후향적으로 이루어진 경우 개인
정보 활용에 대해서 연구대상자의 동의를 받는 것이 현실적으로 불
가능한 경우가 대부분이기 때문에 기관윤리위원회의 승인을 받아 의
료정보를 이용하는 것은 대단히 중요하다.

「보건의료 데이터 활용 가이드라인」과 「생명윤리법 관련 기관
운영지침」에 따라 의료정보를 가명화 한 경우 정보주체의 동의를 받
지 않고도 의료정보의 이용 또는 제공이 가능해짐에 따라 상대적으
로 기관윤리위원회의 승인을 받아 의료정보를 이용 · 제공하는 방법
은 그 중요성이 낮아졌다고 할 수 있다. 그럼에도 불구하고 연구대
상자의 동의를 받지 않고 생명윤리법 제16조 제3항에 따라 기관윤리
위원회의 승인만으로 의료정보를 이용 · 제공하는 방법은 매우 중요
하다. 비록 제16조 제3항은 의료정보의 내부 이용만 허용하는 것인

지 제3자 제공까지 허용한 것인지 여부가 분명하지는 않고, 실명으로도 이용이 가능한지 가명 또는 익명 조치한 방법으로만 이용·제공이 가능한지 분명하지 않다.

의학적 연구를 위해서는 의료정보를 가명화 또는 익명화하지 않고 이용하거나 제공해야 할 경우가 적지 아니한바, 기관윤리위원회의 승인을 받은 경우 가명화 또는 익명화 이외에 연구대상자의 사생활을 보호할 수 있는 그 밖의 안전 조치(이름, 주민등록번호, 전화번호 등만 삭제한 의료정보를 의료기관이 관리·감독하는 안전한 공간 내에서 이용하도록 조치)를 취한 경우에도 이용·제공할 수 있게 함으로써 의료정보의 활용성을 확대할 필요가 있다.


### 3. 인간대상 연구데이터의 재활용 허용

생명윤리법상 인간대상연구를 하려는 자가 의료기관이 보관하고 있는 의료정보를 인공지능 학습에 이용하기 위해서는 미리 연구계획서를 작성하여 기관윤리위원회의 심의를 받아야 한다(제15조 제1항). 이때 승인받은 인간대상연구가 끝난 후 기 이용된 의료데이터를 다른 용도(다른 목적의 연구, 가공 후 판매 등)로 이용하기 위해서는 다시 기관윤리위원회 심의를 받거나 연구대상자로부터 동의를 받아야 한다. 이에 따라 기관윤리위원회의 승인을 받아 실시한 인간대상연구가 끝난 후 기 이용된 의료정보를 다른 용도로 활용하고 싶어도 활용할 수 없다.

그러나 연구대상자 및 공공에 미치는 위험이 미미한 경우로서 국가윤리위원회의 심의를 거쳐 보건복지부령으로 정한 기준에 맞는 연구에 대해서는 기관윤리위원회의 심의가 면제된다(제15조 제2항). 이에 따라 시행규칙 제13조는 연구대상자등을 직접 대면하더라도 연구대상자 등이 특정되지 않고「개인정보 보호법」제23조에 따른 민감정보를 수집하거나 기록하지 않는 연구, 연구대상자등에 대한 기존의 자료나 문서를 이용하는 연구 등에 대하여는 기관윤리위원회의 심의를 면제할 수 있다고 규정하고 있다.

따라서 생명윤리법 시행규칙 제13조를 개정하여 일정한 조건(가명조치 등이 되어 있고 의료연구 목적으로만 재이용되는 경우)하에서 기관윤리위원회의 재심의 없이 재활용, 판매 등을 할 수 있도록 허용할 필요가 있다.「보건의료 데이터 활용 가이드라인」은 가명정보의 재제공을 원칙적으로 금지하면서도 원 제공자와 협의를 거친 후 원래 가명정보를 제공받은 목적, 제공되는 정보의 내용, 제공받는 자의 연구 목적 등을 종합적으로 고려하고 데이터 심의위원회의 심의를 거쳐 재제공을 할 수 있다고 규정하고 있다. 그러나 의료정보가 가명조치 등이 되어 있고 의료기간 종사자에 의하여 의료연구 목적으로만 재이용되는 경우에는 굳이 재제공에 대해서 기관윤리위원회의 심의를 받게 할 필요는 없을 것이다.


## 4. 정신질환 등 요배려정보의 가명처리

「보건의료 데이터 활용 가이드라인」은 정신질환 및 처방약 정보, 성매개감염병 정보, 후천성면역결핍증 정보, 희귀질한 정보, 학대 및 낙태 정보 등 정보주체의 인권 및 사생활 보호를 위하여 특별한 배려가 필요한 요배려정보는 본인의 동의를 받아 활용하는 것을

원칙으로 하고 있다. 다만, 가명 처리하여 연구 등 목적으로 활용해
야 할 필요성이 인정되는 경우 데이터 심의위원회에 그 사유와 정보
인권을 보호할 특별한 보호조치 등의 실시계획을 보고한 뒤 승인을
득하면 요배려정보도 활용할 수 있다.

그러나 다양한 가명화 또는 익명화 기술이 개발·활용되고 있는
현실에서 단순히 사생활 침해 위험이 크다는 이유로 정보주체의 동
의를 받아서만 요배려정보를 활용할 수 있다고 하는 것은 과잉규제
라고 할 수 있다. 특히 정보주체의 동의와 데이터 심의위원회의 승
인을 둘 다 받아야 하는 것인지, 아니면 정보주체의 동의와 심의위
원회 승인 중 하나만 충족하면 되는 것인지 여부도 불분명하다. 요
배려정보는 가명 조치를 할 때 특별히 주의를 하면 충분하고, 명확
한 법적 근거도 없이 정보주체의 동의를 받아서만 활용할 수 있다고
하는 것은 불합리한 것이라고 할 수 있다.

## 5. 정보이동권과 의료정보 Mydata 산업

개인정보보호법상 정보주체는 개인정보처리자에게 언제든지 자
신에 관한 정보를 열람하고 사본을 요청할 수 있는 권리가 있다. 그
러나 최근에는 정보주체가 자신의 개인정보를 제3의 개인정보처리
자에게 이전해 줄 것을 무상으로 요구할 수 있는 정보이동권(정보전
송권)이 유럽, 미국 등을 중심으로 확대되고 있다. 정보이동권은 정
보주체가 특정 개인정보처리자의 서비스에 종속되지 않도록 하겠다
는 취지이다. 즉, 기존의 서비스 제공자가 보유하고 있는 각종 정보
에 묶여 다른 사업자나 다른 서비스로 이전하고 싶어도 이전하지 못

하는 소비자들의 불편을 해소하겠다는 것이다.

　EU에서는 정보이동권이 모든 산업에 걸쳐서 전면적으로 시행되고 있고, 사실 국내에서도 통신분야와 금융분야에서 이미 오래전부터 서비스 이동제가 시행되고 있다(휴대전화 번호이동, 예적금·주식계좌 이전 등). 더 나아가 최근 신용정보법 개정으로 금융회사와 상거래기업에 대해서는 정보이동권이 전면적으로 시행되고 있다. 이에 따라 개인신용정보주체는 신용정보제공·이용자등에 대하여 그가 보유하고 있는 자신에 관한 개인신용정보를 본인은 물론 본인신용정보관리회사, 개인신용평가회사, 그 밖의 신용정보제공·이용자 등에게 전자적인 방법으로 무료로 이전해 줄 것을 요구할 수 있다(제33조의2).

　병원이나 의사들도 머지않아 환자가 자신에 관한 진료정보를 요구하면 언제든지 다른 병원이나 의사 또는 다른 사업자(식품회사, 간병회사, 그 밖의 헬스케어사업자 등)에게 전송해 주어야 할 시기가 올 것이다. 진료정보에는 의사의 진단, 처방, 수술 등의 정보가 포함되어 있어 지식재산 이슈가 발생할 수 있고, 해당 정보가 공개될 경우 적절한 진단, 처방 등이 이뤄졌는지 여부를 두고 환자와 병원 또는 환자와 의사 사이에 끊임없는 분쟁이 발생할 우려가 있다.

　따라서 의료정보의 이전 범위를 어떤 정보로까지 허용하고 어떤 방식으로 해야 할지에 대해서 충분한 검토가 필요하다. 병원과 의사는 영업비밀과도 같은 진료정보를 경쟁 병원이나 다른 사업자에게 공짜로 제공해야 한다는 것이 말이 되지 않지만, 한편으로는 다른 병원을 포함한 여러 개인정보처리자와 건강정보의 교환이 가능해져 진료정보와 생활정보가 결합된 신개념의 맞춤형 의료서비스와 의료기관과 비의료기관 간 협업 치료가 가능해지는 장점도 있다.

## 6. 전자의무기록의 외부 보관 기준 현실화

의료법상 전자의무기록은 의료기관 내에 보관하는 것을 원칙으로 한다. 의료인이나 의료기관 개설자가 의료기관 외의 장소에 전자의무기록의 저장장비 또는 백업저장장비를 설치하는 경우에는 추가적인 조치가 필요하다(시행규칙 제16조). 이에 따라 의료인이나 의료기관 개설자가 전자의무기록을 의료기관 밖에 보관하기 위해서는 보건복지부장관이 별도로 고시에서 정한 시설기준(데이터센터 국내위치, 네트워크 이중화, CC인증, 다른 데이터와 물리적 시설 구분 등)을 충족해야 한다.[5]

그러나 해당 시설기준이 획일적으로 높아 의료인이나 의료기관 개설자가 시설기준을 준수하기 어렵고 시설기준을 충족한 외부 서비스를 이용하기에는 이용 수수료가 높아질 수밖에 없다. 이를 틈타 일부 의료기기회사들이 개업의 또는 소규모 병·의원에게 의료기기를 무상 대여하고 환자의 정보를 이전받아 환자들에게 자사 서비스를 제공하고 있다. 이 같은 서비스가 나쁜 것은 아니지만 보안이 취약한 사업자의 경우 정보 유출 위험이 있다. 따라서 병원의 규모, 수술의 실시 여부 등에 따라 시설기준을 차등화하는 등 추가적인 조치의 기준을 현실화할 필요가 있다.

---

5 「전자의무기록의 관리·보존에 필요한 시설과 장비에 관한 기준」(보건복지부 고시) 중 [별표] '의료기관 외의 장소에 전자의무기록 보관시 필요한 추가적인 조치' 참조

## 7. AI분석보고서에 대한 증명 수수료 징수

현행법상 의료기관은 의료인의 진단을 보조하는 AI소프트웨어 (비급여대상 진단보조용 의료기기)를 이용하여 작성한 AI분석보고서가 포함한 진단서를 환자에게 발급한 경우에도 의료기관 자체적으로 정한 증명 수수료를 징수할 수 없다. 의료기관의 장은 보건복지부장관이 고시하여 별표에서 정하고 있는 제증명서(일반진단서, 사망진단서, 장애진단서, 상해진단서 등)를 제외하고 의료기관이 별도의 명칭, 서식으로 작성하여 제공하는 제증명서에 대해서는 의료기관이 자체적으로 발급 수수료를 정하여 징수할 수 있으나[6] 비급여대상 진단보조용 의료기기인 AI소프트웨어를 이용하여 작성한 AI분석보고서에 대하여는 임의 비급여(법정외) 진료행위 회피 수단으로 해석하여 증명 수수료를 징수할 수 없게 하고 있다.

AI소프트웨어 중에는 식품의약품안전처로부터 의료기기로 허가를 받았으나 해당 제품을 이용한 진료행위가 아직 보험에 등재되지 않아 요양기관은 환자로부터 진료비용을 청구할 수 없는 경우가 많은데 환자로부터 증명 수수료조차 받지 못해 AI소프트웨어의 활용에 큰 장애로 작용하고 있다. 따라서 의료기기로 허가를 받았으나 보험 등재가 되지 않았거나 비급여에도 해당하지 아니한 의료기기나 의료행위를 이용하여 발급한 제증명서에 대해서는 대법원 판례의 취지를 반영하여 제한적으로라도 의료기관이 자체적으로 금액을 정하여 징수할 수 있도록 허용해야 할 것이다. 대법원은 ▲진료행위가 의학적

---

6 「의료기관의 제증명수수료 항목 및 금액에 관한 기준」(보건복지부 고시) 제5조 제3항

안전성, 유효성 및 필요성을 갖추고 ▲비급여 진료의 의학적 시급성
이 있고 ▲요양급여 대상이나 법정 비급여 대상으로 편입시키는 절
차를 회피한 것으로 보기 어려운 상황이 인정되고 ▲환자 등에게 미
리 그 내용과 비용을 충분히 설명해 동의를 받은 경우에는 예외적으
로 임의 비급여의 정당성을 인정하고 있다.7

## 8. 의료용 소프트웨어 변경허가의 간소화

소프트웨어의 특성상 의료용 소프트웨어는 변경과 업데이트가
빈번하다. 이것이 하드웨어와 다른 소프트웨어만의 장점이라고 할 수
있다. 그럼에도 불구하고 의료용 소프트웨어는 다른 의료기기와 마찬
가지로 변경이 있을 때마다 변경허가를 받아야 한다. 의료기기법상
제조업자는 이 법에 따라 허가나 인증을 받은 사항 등이 변경된 경우
에는 식품의약품안전처장에게 변경허가 또는 변경인증을 받거나 변
경신고를 하도록 규정되어 있다(제12조 제1항). 이에 따라 매번 식품의
약품안전처장으로부터 변경 허가를 받아야 하여 변경 허가에 따른
시간 및 비용의 낭비가 적지 아니하고 그 결과 의료용 소프트웨어의
신속한 품질 향상, 안전성 개선, 편의성 제고 등에 장애가 되고 있다.
현재 의료기기 제조품목의 외관, 포장재료, 포장단위 등의 변경
으로서 식품의약품안전처장이 정하여 고시하는 경미한 사항인 경우
에는 의료기기법 시행규칙에 따라 변경허가, 변경인증, 변경신고 등
을 면제해 주고 있는바(시행규칙 제26조제5항) 의료용 소프트웨어는 그
특성상 변경이 잦으므로 주요한 변경사항에 대해서만 변경허가 대상

---

7 대법원 2012. 6. 18. 선고 2010두27639, 2010두27646 전원합의체 판결

으로 관리하고 경미하거나 일상적인 변경에 대해서는 변경허가를 면제해 주거나 간소화해 주는 것이 바람직하다.


## 9. 폐 인체조직 등의 재활용 촉진

폐 인체조직을 활용할 경우 의약품, 진단기기 등 다양한 제품의 개발이 가능하나 현행법상 보건·의료기관, 시험·검사기관 등에서 배출되는 폐기물 중 인체 조직은 원칙적으로 재활용을 할 수 없다. 폐혈액, 폐지방 등의 인체조직을 활용하면 의약품, 진단기기 등 다양한 제품 개발이 가능하나 현행법상 폐 인체조직은 의료폐기물로 분류되어 태반을 제외하고는 재활용이 금지된다. 폐기물관리법이 태반을 제외한 의료폐기물의 재활용을 금지하거나 제한하고 있기 때문이다(제13조의2 제2항).

폐 인체조직의 산업적 목적으로의 재활용과 연구 활성화를 위해 폐 인체조직의 재활용 금지를 포지티브 허용에서 네거티브 금지로 전환하거나 재활용 가능한 폐 인체조직의 범위를 대폭 확대할 필요가 있다. 또한, 마이크로바이옴(장내미생물), 오가노이드(줄기세포를 배양한 세포집합체) 등 새로운 형태의 인체유래 파생연구자원의 활용을 활성화하기 위한 환경 조성도 필요하다.

이를 위해 폐기물관리법의 개정 이외에 '인체조직 안전 및 관리 등에 관한 법률' 또는 '생명윤리 및 안전에 관한 법률' 등에 폐 인체조직 및 인체유래 파생자원의 활용 또는 재활용에 대한 일반적인 규정을 신설하고 '인체조직안전관리자문위원회' 또는 '국가생명윤리심의위원회'의 자문하에 안전하게 활용할 수 있게 하여야 한다.

**Ⅲ  맺음말**

　신개념 융합 및 협업 의료서비스 시대에 대비하여 의료정보의 안전하고 자유로운 활용을 확대하기 위해서는 의료기관과 비의료기관 간 신뢰의 확보가 무엇보다 중요하다. 신뢰 확보를 위해서는 데이터에 대한 명확한 주인의식과 책임의식이 필요하다. 의료정보에 대해서 혹자는 의사의 정보라고 하고 혹자는 병원의 정보라고 하고 혹자는 환자의 정보라고 할 것이다. 혹자는 의료정보의 공공성을 강조하기도 할 것이다. 그러나 의료정보가 누구의 소유인지 누구의 재산권인지를 따지기 전에 의료정보의 이용 및 보호에 대한 사회적 요청을 존중하고 반영하는 것이 더 중요하다. 지리멸렬한 논쟁보다는 의료정보의 공유범위, 공유방법, 공유비용, 이용수수료 등을 어떻게 할 것인지에 대한 건설적이고 합리적인 논의가 필요하다. 정부는 이를 바탕으로 인공지능 등을 이용한 융합 및 협업 의료가 활성화될 수 있도록 수수료제도, 보험제도 등을 거시적인 관점에서 검토해야 할 것이다.

# 12

# 의료기술 도입에서 시판전(Premarket)과 시판후(Postmarket) 규제의 균형

남기창

대한의학회 임상진료지침실행위원회

동국대학교 의과대학 의공학교실

## Ⅰ 시판전(Premarket)과 시판후(Postmarket) 규제

　의약품과 의료기기는 사용 목적과 기대하는 효과를 확보하기 위해서 필수적으로 안전성과 유효성을 검증해야 하는 대표적인 규제산업이다. 의약품은 신약개발 이후 1상에서 3상에 이르기까지 단계별로 안전성과 성능에 대한 검증을 거친 후 규제 당국의 허가를 받게 된다. 반면 의료기기는 등급에 따라 신고, 인증 또는 허가 대상이 되며, 2등급 이상의 의료기기는 안전성과 성능에 대한 평가가 필수적으로 요구되지만 임상적 안전성 및 유효성에 대한 요구는 전체 품목에 적용되지 않는다. 이는 이미 검증되지 않았거나 확인되지 않은 기술에 대해서 임상적 안전성 및 유효성 검증이 필요하다는 것을 의미한다. 시판전(Premarket)과 시판후(Postmarket) 규제에 대해서 민감하거나 또는 복잡한 이유는 무엇과도 타협할 수 없는 안전에 관한 문제와 과연 실용성에 있는가에 대한 문제 때문이다.

　의약품과 의료기기의 인허가에 있어서 시판전 강력한 규제를 하더라도 실제 사용에 있어서 완벽히 안전성과 유효성을 확보했다고 장담하기 어렵다. 원칙적으로 시판전에 모든 사항을 고려하기 어려우며, 기술의 발전과 융합을 고려할 때 과거의 기준을 지속적으로 유지할 수도 없다. 또한 시판전 규제의 강화는 기술 개발 및 기술에 대한 혜택을 보급하는 데 제한을 준다. 시판전 규제의 완화는 앞서 언급한 반대의 영향을 미칠 것이기 때문에 시판후 규제를 어떻게 적용하는가에 따라 그 간극(gap)을 채울 수 있을 것이다.

FDA는 유익한 의료기기의 신제품 판매를 지연시키는 불필요한 부담을 없애기 위하여 최소부담원칙(least burdensome principle)을 적용하고 있다. 최소부담은 '올바른 시점에 가장 효율적인 방식으로 규제에 대한 질문이나 이슈를 적절하게 다루기 위해 필요한 최소한의 정보'로 정의된다.[1] 미국 의회는 최소부담 조항을 FDA 현대화법하의 연방 식품, 의약품 및 화장품법(Federal Food, Drug, and Cosmetic Act, FD&C Act)에 추가하였다. 이러한 개념은 전체 제품 라이프사이클(시판전 및 시판후)에 있어서 최소부담 수단을 결정하는데 적용된다.

본 글에서는 의료기술의 영역 중 의료기기 분야에 대해서 시판전과 시판후 규제의 역할에 대해 기술하고자 한다. 따라서 의약품 및 타 의료기술 도입시 견해와 차이가 있을 수 있다.

---

1  The Least Burdensome Provisions: Concept and Principles Guidance for Industry and FDA Staff, FDA CDRH, February 2019

## II 시판전(Premarket)과 시판후(Postmarket) 간극(Gap)

이식형 의료기기의 경우 기기의 고장 또는 불량, 이상사례로 인한 결과는 치명적인 결과를 초래할 수 있기 때문에 시판 전 안전성과 성능에 대한 검증이 매우 중요하다. 무결점의 기기를 설계하는 것과 앞 절에서 기술한 바와 같이 아무리 시판전 규제를 강화하더라도 완벽한 평가 방법은 없으므로 품질관리 및 위험관리 프로세스에서는 시판후 감시를 요구한다. 의료기기 전주기 관리에서 기술과 의료 환경의 지속적인 변화로 인하여 허가전 또는 마케팅 전에 이를 모두 고려하여 향후 변경 사항을 고려하는 것은 비현실적이고 불가능하다. 미국 의료기기 인허가 제도에서는 고위험 의료기기의 경우 우리나라 허가와 유사한 시판전 허가(Premarket Approval)를 받아야 하며, 기존 제품과의 동등성이 평가가 가능한 경우에는 우리나라 인증과정과 유사한 시판전 신고(Premarket Notification)인 510(k)를 받으면 된다. [그림 12-1]은 2000~2011년 FDA에서 심혈관, 신경과, 산부인과, 정형외과 관련 품목 의료기기의 PMA와 510(k) 승인 현황을 보여준다. 고위험 의료기기일수록 시판전 성능시험 및 임상적 유효성에 대한 근거 확보가 필요함에도 불구하고 점점 그러한 근거가 부족해도 허가 과정을 마치고 있다는 것을 보여주고 있다.[2] 따라서 재심사 및 재평가 제도를 포함하여 효과적이고 효율적인 시판후 감

---

2 Frederic S. Resnic, and Sharon-Lise T. Normand, Postmarketing Surveillance of Medical Devices-Filling in the Gaps, N Engl J Med. 2012 Mar 8;366(10):875-7.

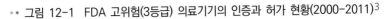

•• 그림 12-1  FDA 고위험(3등급) 의료기기의 인증과 허가 현황(2000-2011)[3]

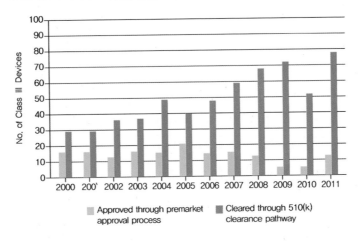

시체계를 구축할 필요가 있다.

　의료기기 이상사례 보고 및 모니터링은 낮은 보고율로 인하여 의료기기의 위험관리와 안전관리에 대한 균형을 이루기에 충분하지 못한 정보 수집에 그치고 있다. 국내에서도 2004년 의료기기법의 제정과 시행 이후에 의료기기 부작용 등 안전성정보 관리에 관한 규정이 적용되고 있다.[3] 그러나 자발적 보고에 대한 실적이 미비하여 의료기관으로부터 능동적인 보고시스템을 구축하기 위하여 2010년 시범사업 이후 현재 전국 20개 의료기관이 이상사례 수집 및 보고 네트워크에 참여하고 있다. 또한 이렇게 수집된 정보들은 의료기기 안전관리를 위한 평가와 원인 분석이 수반되어야 하는데 아직 이러한 활동에 대해서는 이해당사자와 이를 바라보는 일반 국민 모두의 관심과 이해가 다소 부족하다. 근본적인 시스템의 운영과 관리에 대한

3 의료기기 부작용 등 안전성 정보 관리에 관한 규정, 식품의약품안전처

노력과 지원에 대한 부족함에 대해서는 평소 관심을 접어두었다가 간혹 언론을 통해 사건이 확대될 때마다 책임을 떠넘기기에 분주할 뿐이다.

의약품과 달리 의료기기는 이상사례 등의 안전관리 모니터링에 몇 가지 다른 점이 있다. 그 중 가장 기본적인 항목인 의료기기 사용에 대한 추적 관리 정보이다. 우리나라도 2019년부터 의료기기의 고유 식별정보인 UDI(Unique Device Identifier) 사용을 단계적으로 도입하고 있다. 그러나 진단 및 치료 절차에 사용되는 의료기기의 일부는 의료 행위로 기록되면서 대부분의 정보가 남겨지지 않는다. 또한 의료 행위 과정에서 의료기기가 단독으로 사용되지 않는 경우, 의료기기가 임상에 도입되는 과정에서 학습 곡선(learning curve) 단계, 환자 개개인마다 다른 조건과 결과, 그리고 청구 데이터의 한계로 인하여 효과적이고 신뢰할 만한 안전관리 모니터링이 어렵다. 따라서 현재 국내에서 시행하고 있는 '의료기기 안전성정보 모니터링센터'와 같이 의료기관을 기반으로 한 전국적인 네트워크, 이식형 의료기기와 같은 고위험 의료기기의 국가 단위 등록연구, CDM(Common Data Model)과 같은 정보 기술을 활용한 능동적 감시 시스템의 적용과 확대가 중요하다.

## Ⅲ  시판전과 시판후 의료기기 안전성 및 유효성에 대한 차이

　　의료기기 인허가를 위하여 시판전 임상시험은 윤리적인 문제를 우선 고려하여 목표하고자 하는 결과를 달성하기 위한 최소 피험자를 대상으로 수행한다. 또한 시간적, 경제적 제약이 따르기 때문에 충분히 근거를 확보했다고 보기 어렵다. 따라서 실제 임상에서 수많은 사용자와 환자를 대상으로 적용되면서 미처 파악하지 못했던 안전성과 유효성에 대한 정보가 파악된다.

　　또한 의료기기의 안전성과 유효성은 평가 시점에 따른 차이가 있을 수 있다. 다음 그림은 캡슐형 내시경의 원인불명 위장관 출혈

•• 그림 2 캡슐형 내시경(CE: Capsule Endoscopy)과
연성내시경(Flexible Endoscopy) 유효성 평가 비교;

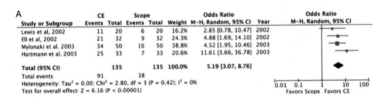

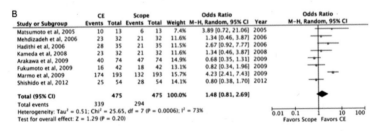

주) A: 시판전, B : 시판후 (CE : Capsule Endoscopy)

검출에 대한 시판전과 시판후 유효성 평가 비교에 대한 연구 분석 결과이다.[4] 캡슐형 내시경의 시판전과 시판후 진단율에 있어서 유의한 변화는 없었다. 그러나 연성내시경과 비교했을 때 유효성은 시판전보다 시판후에 감소하였다. 이는 연성내시경이 캡슐형 내시경의 시판전과 시판후 기간 동안 위장관출혈 검출 진단에 큰 향상이 있었던 것으로 분석되었다. 따라서 안전성과 유효성 평가에 있어서 절대적 기준 또는 상대적 기준의 설정이 중요함을 보여준다. 캡슐형 내시경의 저류(retention)를 평가한 안전성은 시판후에 향상되었다. 이는 환자에게 적용전 사전 연구에서 파악된 승인 조건에 따른 결과라고 볼 수 있다.

## Ⅳ 선진입 후평가?

앞서 기술한 내용은 의료기기가 시장 진입을 앞두고 규제기관의 인허가를 받는 과정과 인허가 이후의 관리에 대하여 언급한 것이다. 그런데 실제 임상에서 적용되기 위해서는 잘 아시는 바와 같이 매우 중요하고도 험난한 여정이 남아 있다. 어쩌면 인허가를 받은 이후에 보험등재를 못하면 실질적으로 의료현장에 투입되지 못하는

---

4 Kazuo Iijima, Mitsuo Umezu, Kiyotaka Iwasaki, Time Series Analysis of the Effectiveness and Safety of Capsule Endoscopy between the Premarketing and Postmarketing Settings: A Meta－Analysis, PLoS One. 2016 Jun 1;11(6)

상황이니 결정적인 과정이라고 할 수 있겠다. 보험등재 과정이 험난
한 이유 중 하나는 우리나라의 신의료기술평가 과정이 있기 때문이
다. 그래서 늘 국가의 규제혁신방안에 단골 메뉴처럼 올라오고 있다.
이미 식품의약품안전처에 인허가를 받기 위하여 임상자료를 제출했
으며 이를 인정받아 인허가를 받았음에도 불구하고 신의료기술평가
에서는 임상적 근거가 부족하다고 하니 추가 임상자료를 확보하기
위한 기업의 시간적 경제적 부담은 막대해진다. 신의료기술평가제도
는 그동안 몇 차례 규제 개선을 시도하였지만 매번 누구를 위한 제
도인가라는 답변만 남을 뿐이었다. 신의료기술평가의 완화를 반대하
는 입장은 충분한 임상적 근거 없이는 안전성이 충분히 확보되지 않
았다는 것과 비급여 항목 확대로 인한 국민 부담 증가이다. 신의료
기술평가의 완화를 찬성하는 입장은 식약처 허가 심사 자료로 안전
성 확보가 가능하다는 입장과 신의료기기의 조기 시장진입이라는 점
이다. 신의료기술평가를 유예하는 조건으로 인정하는 임상시험은 의
료기기의 특성에 대한 몰이해로 인해 수행 불가능한 임상시험 디자
인만 인정한다는 것이다. 또한 이러한 임상시험 조건은 결국 규모
있는 특정 기업만 가능한 혜택이라는 점이다.

　　신의료기술평가 제도의 개선은 대상심의 간소화, 신의료기술평
가－보험등재 동시 진행, 허가－신의료기술평가 통합심사, 체외진단
의료기기 선진입－후평가 등의 제도를 시행하였지만 여전히 실효성
에 대해서는 비판만 무성하였다. 물론 인허가와 보험등재 문턱을 낮
춰서 업계의 입장만 들어 줄 수는 없다. 그러나 체외진단의료기기의
경우 안전성에 우려가 적다는 이유로 선진입－후평가 시범사업을 했
음에도 불구하고 신청 실적이 저조 했다는 점과 과연 체외진단의료

기기는 안전성 우려가 없는 것인가 하는  점을 생각해 볼 필요가 있다. 2020년을 강타한 코로나―19로 인해 많은 국민들이 체외진단의료기기에 대한 학습이 많이 되었을 것으로 생각한다. 진단결과의 신뢰성을 확보하지 못한 체외진단의료기기가 과연 안전성 우려가 적은 것인가? 이제는 그렇지 않다고 답을 하실 분들이 많을 것이라 생각한다.

2020년 5월부터는 '의료기기산업육성 및 혁신의료기기 지원법'이 시행되어 혁신형 의료기기기업 및 혁신의료기기에 대한 연구개발 및 인허가를 위한 지원이 마련되고 있다. 좋은 기술을 의료에 도입하기 위해 신속한 허가 시스템을 운영하기 위해서는 시판후 감시 시스템이 더욱 강화되어야 시판전 시스템에서 부족했던 안전성 문제를 보완할 수 있을 것이다. 의료기기 이상사례 모니터링 시스템의 지속적인 지원뿐만 아니라 의료기기 실사용 데이터를 분석하여 얻은 실사용 증거의 활용이 중요하다. 선진입을 허용하기 위해서 일괄적인 기준이 아닌 의료기기의 품목별 특성을 고려한 기준이 필요하다. 후평가에 있어서도 단일 시점이 아닌 시계열 경향 분석, 국가단위의 등록연구, 평가 비교 기술의 선정 등이 고려되어야 한다. 모쪼록 안전성을 최대한 담보할 수 있는 시판전과 시판후 규제의 균형있는 방안에 대한 각계 전문가들의 지혜가 필요하다.

# 13

# 진단검사 선집입 후평가
## : 연구와 검사 사이 전문가 윤리적 고민

이유경

대한의학회 임상진료지침실행위원회
순천향대학교의과대학 진단검사의학교실
순천향대학교부속 부천병원 진단검사의학과

## ❶ 의료기술의 의료현장 도입: 우리나라와 미국제도의 주요 차이

우리나라에서 신의료기술이란 단어를 사용할 때 반드시 함께 이해하고 넘어가야 하는 점은 '신의료기술'은 새롭게 개발된 의료기술이란 의미도 있지만, 더불어 역사적으로 존재하였음에도 우리나라 국민건강보험 급여/비급여 목록에 등재되어 있지 않던 의료기술이 이 목록으로 신규 진입하고자 하는 기술이란 의미도 포함한다는 점이다.[1]

의료현장에서 환자에게 새로운 의료기술을 적용해야 하는 의료인 입장에서 임상으로의 도입이 어떠해야 할지를 생각해보면 가장 필요한 것은 의료기술에 대한 신뢰 확보일 것이다. 의료인이 기술을 신뢰하기까지 진단검사의 경우, 기초연구부터 전임상연구 등의 과정

---

1 Lee YK. Advanced medical devices and regulatory innovations in new health technology assessments. J Korean Med Assoc 2018;61:702-5.

•• 표 13-1  새로운 의료기술의 개발부터 의료현장 도입의 과정
　　　　 : 우리나라와 미국의 비교

| | 기초/임상연구 | 규제기관 허가 | 의료행위 인정 | 보험자 구매 |
|---|---|---|---|---|
| 목적 | 질병 이해<br>타깃 검증<br>안전성시험<br>후보물질 최적화<br>전임상시험<br>임상시험 1, 2상 | 안전성확인<br>분석성능확인<br>임상성능확인<br>(임상시험 3상) | 새로운 기술의<br>임상진료 도입시<br>역할과 이득/위해<br>검토<br>의료기술의 효과와<br>한계 인지 | 보험재정의<br>합리적 집행 |
| 우리<br>나라 | 기초/임상 연구자 | MFDS | 보건복지부<br>(신의료기술평가위원회)<br>신의료기술인정 | 보건복지부<br>(건강보험정책심의위원회)<br>급여/비급여항목 등재 |
| 미국 | 기초/임상 연구자 | FDA | AMA<br>CPT® code 부여<br>의료기관 사용 가능 | CMS 등 보험회사<br>보험자 급여항목 등재 |

Abbreviations: MFDS; Ministry of Food and Drug Safety, FDA; Food and Drug Administration, AMA; American Medical Association, CPT®; Current Procedural Terminology, CMS; Centers for Medicare & Medicaid Services

을 통해 개발한 진단법은 제품화의 과정을 거친 후 비임상 그리고 임상시험평가 등 검증을 거쳐 규제당국으로부터 시판허가를 득한다. 이후 의료계는 이를 환자진료에 사용할 수 있을 것인가에 대한 검토를 진행하는데, 미국의 경우 미국의사협회(Americal Medical Association, AMA)의 의료행위(Current Procedural Terminology, CPT®)로 인정하기 위한 평가과정이 이에 해당할 것이다. 우리나라는 신의료기술평가 과정을 통해 신의료기술 지위를 부여하므로 의료행위 인정 단계라고 볼 수 있다. 다음 단계로 이어지는 것이 보험회사에서 보험급여의 범위로 포함할 것인가를 판단하는 과정, 즉 우리나라의 경우 건강보험심사평가원의 경제성평가를 거쳐 건강보험정책심의위원회의 의결을 거치는 보험등재 과정이다(표 13-1).

    의료행위 인정인 의료행위코드 부여와 보험급여 인정은 서로
다른 개념임을 분명히 인식해야 한다. 제도적 특성으로 우리나라는
국민건강보험의 원칙에 의해 보험 급여와 비급여를 모두 관리영역으
로 포함하기 때문에 두 개의 과정, 즉 의료행위 인정과 급여/비급여
인정을 분리하기 어려운 특징이 있다. 이 점이 우리나라에서 새롭게
시장에 진입하는 의료기술들이 식품의약품안전처의 시판허가를 받
았음에도 적용할 수 있는 시장이 없다는 비판을 받는 주된 이유이
고, 신의료기술평가를 "의료기술평가"의 측면이 아닌 "개혁이 필요
한 규제"라 생각하는 이유라 생각된다(그림 13-1).

•• 그림 13-1   의료기술의 의료현장 도입: 우리나라와 미국의 비교

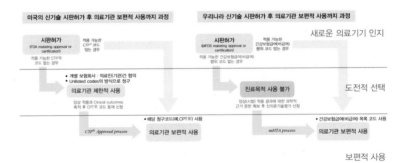

**Ⅱ** **인식의 간극을 이해해야 한다**

의료기기가 규제기관의 품목허가를 득하기까지 의료기기 제조자는 많은 시간과 노력을 기울인다. 미국은 우리나라와 달리 품목허가가 이루어지면, 'unlisted code'를 통해 제한적이지만 의료시장에서 사용될 수 있는 기전이 존재한다. 우리나라의 경우 신의료기술평가제도 도입 이전에는 '미결정행위 결정신청'이란 제도하에 일부이지만 의료시장에 사용할 수 있는 기전이 존재하였었다. 우리나라 건강보험제도와 의료행위 코드와 급여/비급여 코드의 관계를 이해하지 못한다면, 의료기기 제조자 입장에서는 품목허가 후 의료시장 진입 기전이 없는 것은 이해하기 어려운 일일 것이다.

저자가 의료제도를 설계하거나 운영하는 입장에 있지 않아, 제도의 관점에서 무엇을 설명할 수는 없다. 하지만 제도의 설계를 떠나 의료행위자 관점에서 새로운 기술을 어떻게 각자의 진료과정에 받아들이는가를 이해하고자 문헌 리뷰를 통해 과정을 정리하고, 진단검사의학과 전문의로서 현장에서의 임상의료진의 피드백 등을 종합하는 시간을 축적하여 왔다. 이 내용을 '제2장 혁신기술의 의료행위 도입: 의료행위자 관점'에서 상세히 서술한 바 있다(그림 13-2).

어느 사회에나 기기나 기술을 받아들임에 있어 "early adapter"들이 존재한다. 의료행위를 받아들임에 있어 의료인 중에도 이에 해당하는 선도그룹은 존재한다. 그러나 의료기기는 다른 휴대전화 등 개인화 기기가 아닌 환자에게 적용되어 건강결과를 유발한다는 점과, 각 의료인은 자신의 환자에게 행한 행위의 건강결과에 대한 다

•• 그림 13-2 의료기기의 제도권 진입 과정과 의료기기 제조자와 의료행위자의
의료현장 사용 가능 시점에 대한 인식의 차이

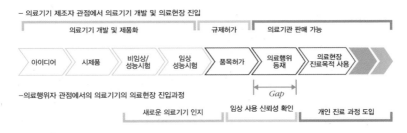

양한 책임이 따른다는 점을 반드시 기억할 필요가 있다. 이러한 이
유로 도전적 선택을 마다하지 않는 선도그룹의 의료진도 이 시기에
는 잘 설계된 과학적 방법론과 생명 윤리적 기준에 의한 임상연구디
자인에 따른 임상 적용을 진행한다. 즉 품목허가를 위해 진행한 임
상시험의 결과가 자신의 진료 목적과 맥락에서 적용 가능한지 혹은
일반화 가능한지에 대하여 일부 존재하는 불확실성을 해소하고자 하
는 것이다(그림 13-3). 이 과정에서 이루어지는 내용을 보면, 사실
품목허가를 위한 임상시험과 별 다른 차이점을 발견하기 어렵다. 하
지만, 이 과정을 통해 환자군, 지역, 사용하는 의료인 등이 확대되며,
이를 통해 품목허가용 임상시험에서 미처 발견하지 못한 위험이나
생각지 못했던 이득을 발견하기도 한다.

도전적 선택은 다양한 임상연구 방법론이 적용되며, 연구의 진
행과 더불어 불확실한 상황에 대비 가능한 전문성과 주변 의료 환경
이 갖추어진 경우 주로 선택하는 경향이 있다. 그러나 모든 의료인
이 도전적 선택이 가능한 상황에 있지는 않다. 환자 진료에서 의료
인은 매 순간 의료적 결정을 내리게 되고, 이 결정은 환자의 건강 결

•• 그림 13-3  의료기기 혹은 의료기술의 시판허가 후 의료행위의
　　　　　　　임상적 수용과 보편화의 과정

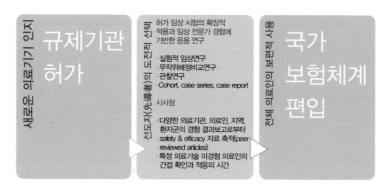

과로 확인되기 때문에 다양한 의료 환경과 환자에 적용하여 이득과
위해가 확인된 것을 선택하고자 하는 경향이 강하며, 이는 의료라는
업의 특성상 당연한 전문가 집단의 선택이라 생각한다. 즉 자신의
환자 진료 과정에 도입하기 전에, 다양한 간접 경험(예, 논문이나 다른
의료진의 경험 등)을 통해 "confidence"를 확보하며, 이를 학문적으로
는 "적용가능성(applicability)" 혹은 "일반화 가능성(generalizability)"으
로 부를 수 있을 것이다.

　　혁신의료기기 혹은 첨단의료기기 등의 이름으로 개발하는 업체
의 입장을 설명하거나 주장하는 글은 많이 읽었지만, 이를 실제 의
료현장에서 받아들이고 활용해야 하는 의료인의 입장을 설명한 글을
본 기억이 없어 서술이 좀 장황해진 면이 있다. 독자 여러분의 이해
를 구한다. 분명한 점은 제조자의 입장과 의료인의 입장 모두 존중
되어야 하며, 인식과 입장의 간극이 존재함을 인정하고 제조자－제
도운영자－의료인이 함께 이 간극을 극복할 방안을 고심해야 한다는

점이다. 이제는 제조자도 '왜 품목허가를 받은 정도로 성능이 증명되었는데 진료에 선택하지 않는가?'라는 질문을 이렇게 바꾸었으면 한다. '의료인이 진료에 선택할 수 있기 위해 의료기기가 준비하고 갖출 것은 무엇인가?'로 말이다.

## Ⅲ 체외진단검사의 안전성 해석에 대한 아쉬움

2019년 3월 보건복지부는 인체에 미치는 위험성이 낮은 체외진단기기에 한해 선집입 후평가 제도를 도입한다는 보도자료를 배포하였다.[2] 배포자료에는 체외진단검사분야는 사람의 몸 밖에서 질병을 진단하기 때문에 비교적 안전한 의료기술로 평가받고 있다고 서술하고 있다. 이러한 근거로 새로운 의료기술의 안전성·유효성을 논문 등을 토대로 검증하는 신의료기술평가에서 체외진단기기는 안전성 문제로 탈락한 사례가 없음을 들고 있다. 체외진단검사는 사람의 몸 밖에서 이루어지는 행위이므로 환자에게 직접 가해지는 위험이 없다는 측면에서 본다면 안전한 기술로 보는 것이 타당하겠다.

한번 임상 의료인의 입장에서 생각해보자. 체외진단검사는 임상 의사가 환자의 증상 등을 바탕으로 의심하는 진단 혹은 상태를 확인

---

2 보건복지부. 감염병 체외진단검사, 시장 집입 빨라진다! [Internet]. 보건복지부; 2019 [cited 2020 Dec 07]. Available from: https://www.mohw.go.kr/react/al/sal0301vw.jsp?PAR_MENU_ID=04&MENU_ID=0403&page=1&CONT_SEQ=348871

•• 그림 13-4   환자 진료에서 체외진단검사의 적용

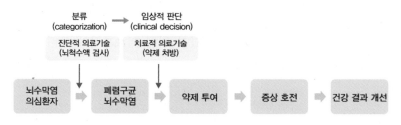

출처: 근거기반 보건의료. 박영사. 2018, p157

하기 위해 처방한다. 그 결과는 양성, 음성 혹은 수치로 보고되며, 이 결과에 따라 임상의사는 환자를 어떻게 치료할지 결정한다(그림 13-4).

실제 의료현장에서 임상의사는 자기 병원에서 얻는 결과치를 어떻게 환자 치료방법 등의 결정에 적용할지에 대한 각자의 계획과 원칙이 존재한다. 때문에 의료기관의 진단검사의학과에서 검사방법을 변경하거나, 제조사를 교체할 경우 기존의 검사 결과와의 상관성 등 임상적용 전에 기존의 검사와의 비교검토 자료를 작성하고 이를 임상의사와 공유하여 임상의사의 진료과정상 변화에 대한 confidence를 확인한 후 변경을 진행한다. 임상의사는 기존의 체외진단검사 결과에 맞추어 환자에 대한 진료 결정을 내려왔는데, 여기에 같은 목적으로 사용하는 검사라고는 하지만 임상의사가 느끼기에 불확실성이 존재하는 변화가 있는 것이다. 치료방침의 결정에 불확실성은 임상의사에게는 위험성이 매우 높은 중요한 문제인 것이다. 따라서 체외진단검사의 안전성은 검사 행위가 체외에서 행해져 안전한 것이 아니라, "검사의 결과가 임상판단에 미치는 위험성"의 측면에서 해석하는 것으로 변화해야 한다.

## IV  체외진단검사분야 선진입 후평가 제도에서 확인한 관점의 간극

체외진단검사분야의 선진입 후평가 제도는 새로운 기술에 대한 "선도자의 도전적 선택"을 고려한 시도이고, 각 분야에 존재하는 인식의 간극을 풀어보고자 하는 움직임으로 생각한다. 항상 악마는 디테일에 존재하는 법이며, 이 제도의 실행에서도 역시 존재하였다. 모든 제도가 시행초기 문제점이 발견되고 또 이를 수정보완하며 제도가 성숙되어 간다는 것은 충분히 이해함에도, 이 부분을 굳이 정리하는 이유는 인식의 간극을 왜 충분히 고려해야 하는가에 대한 교훈이 있다고 판단하기 때문이다.

[CEO&STORY] "체외진단기기 선진입·후평가?…되레 허들만 더 늘어"

지난달 21일 체외진단기업협의회장으로 취임한 손00 000 대표는 지난 1일부터 시행되기 시작한 보건복지부의 체외진단기기 '선진입 후평가' 사업에 대해 비판의 날을 세웠다. 이전보다 과정이 훨씬 더 복잡해졌다는 게 그 이유다. 문재인 대통령은 지난해 7월 "사람 몸에 직접 사용하지 않고 의사의 진료 편의를 위한 기기는 식품의약품안전처 허가만 받으면 되도록 절차를 대폭 줄이겠다"고 약속했지만 그 약속은 지켜지지 않았다.

손 대표는 복지부의 체외진단기기 선진입 후평가 시범사업을 조목조목 반박했다. 우선 선진입이되 신의료기술평가를 받지 않은 체외진단기기는 진단검사의학과 전공의나 병리학 전공의가 있는 곳에서만 사용할 수 있도록 제한했는데 이 두 전공의는 사실상 종합병원급에나 찾아볼 수 있는 만큼 실제로 필요한 지역 병의원에 진입조차 불가능하다. 국내 체외진단 기업 대부분이 독감진단키트 등 지역 병의원에서 간단하게 사용할 수 있는

키트를 개발하고 있는 것과 상충된다. 손 대표는 "체외진단키트는 현장검 사용으로 사용하는 것이 전 세계적인 트렌드로 온갖 진단장비가 다 있는 종합병원에서 쓸 이유가 없다"며 "이는 복지부가 업계의 현실을 전혀 모 르는 것"이라고 비판했다.

건강보험 등재 절차에 대해서도 날을 세웠다. 시범사업 안에 따르면 각 업체가 체외진단검사 평가유예를 한국보건의료연구원에 보고서를 마련해 신청하면 신의료기술평가위원회에서 시범사업인지 회의를 열어 검토하는 데 신의료기술평가위원회 자체가 한 달에 한 번도 안 열리는 만큼 시간이 지체될 수밖에 없다는 게 그 이유다. 평가유예를 확인받은 뒤에도 의료기 술의 건강보험 등재를 신청하고 병원에 시범사업에 참여하겠다는 신청서 를 제출해야 한다.

손 대표는 "병원에 이를 신청하려면 마찬가지로 한 달에 한 번도 안 열 리는 병원의 윤리위원회 임상시험심사위원회(IRB)를 거쳐야 한다"며 "이 를 위해 전공의와 미리 접촉을 취하고 응당한 임상시험 보수를 제공해야 한다"고 답답함을 토로했다. 그는 이어 "분기에 한 번씩 사용량, 실시 의 료기관, 실시 의사 등 근거 창출 과정을 보고해야 하는데 병원의 데이터를 우리 같은 업체에서 얻어내야 할지 생각만 해도 막막하다"고 밝혔다.

출처: 서울경제. [CEO&STORY]
    : https://www.sedaily.com/NewsVIew/1VHYS0TOK9

체외진단검사의 선진입 후평가는 감염병 분야에 제한적으로 도입되었다. 그러나 도입 후 제조자 측면의 반응을 알 수 있는 서울경 제의 기사 내용을 보면, 다양한 불만을 토로하고 있다. 기사로 보도 된 바는 없었지만, 임상의사들 대상으로 제도에 대한 설명의 자리에 서 가장 많이 들었던 걱정은 진료의 판단 근거로 사용되는 검사에 새로운 검사를 도입해야 하는 것에 대한 불안감이었다. 이는 전술한 의료행위자가 당연히 가질 수 있는 걱정이었고, 이를 해결하기 위해서는 기존 방법과 일정기간 병행하여 새로운 검사법에 대한 적용가능성과 일반화 가능성을 검토할 수 있도록 해달라는 것이었다. 당연히 할 수 있는 요청이고, 그래야만 한다고 믿는다.

　여기에서 우리가 생각할 것은 선진입한 검사는 "임상진료목적의 의료행위인가?" 아니면 "연구행위인가?"이다. 의료행위라고 해석한다면 환자가 검사비용을 지불하는 것이 타당하고 임상의사는 "어떤 목적으로 이러한 검사를 하겠습니다"라는 설명으로 충분하다. 그러나 연구행위로 해석한다면 비용은 당연히 연구비에서 지불되어야 하고 임상의사는 어떠한 연구목적의 검사가 시행될 것이고, 이것의 이득과 위해는 무엇이며… 등등 연구 참여에 동의를 구하기 위한 많은 설명을 진행해야 한다(그림 13-5).

•• 그림 13-5　선진입 후평가의 개념 혼란으로 인한 의료인의 고민과 불안

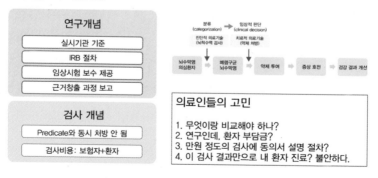

•• 그림 13-6   진료목적이 제거되고 연구목적으로 진행하는 경우

# 만약 검사의 개념이 제거된다면?

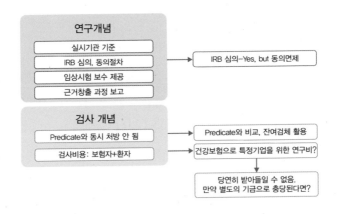

신문기사를 바탕으로 해석하면 제조자는 선진입을 '의료행위' 측면으로 해석하고, 제도의 내용은 "연구행위" 측면으로 해석하고 있는 것으로 보인다. 즉 임상의사가 가지고 있는 일반적 윤리기준으로는 불확실성을 확인해야 할 필요가 있는 검사를 진료목적 의료행위로 실시하는 것에 대한 상당한 거부감이 있다. 또한 윤리적 판단의 혼란이 있는 채로 의료기관의 IRB를 통과한다는 것은 가능하지 않은 상황이기도 하다. 그러나 선진입 후평가는 일정 기준의 의료기관에서 연구계획서를 작성하고 IRB 심사를 받은 후 "진료목적 의료행위"로 사용할 수 있도록 하였다. 차라리 "연구목적"으로 명확하게 정리가 된다면, 의료현장에서는 쉽게 받아들일 수 있다. 물론 연구비를 누가 지불하느냐의 문제가 있을 것이겠지만(그림 13-6). 정리하면, 임상의사 입장에서는 자신의 진료과정에 불확실성이 들어오는 문제이고, 이는 연구의 영역에서 좀 더 검증될 기회를 갖는 것이 상

식이고, 제도에서 연구인가 의료행위인가의 판단을 혼란스럽게 하는
상황이라면 좋은 의도를 가지고 만들어졌음에 동의하지만 누구도 실
행하기는 어려워진다.


## Ⓥ 제언


미국 사례에서 선도자의 도전적 선택에 해당하는 기간은
'unlisted codes' 혹은 'add-on procedure'로서 지불이 될 것이라는
약속은 할 수 없지만 보험회사와의 협의를 통해 청구해볼 수 있는
기전이 존재한다.[3] 이는 새로운 기술을 의료행위의 입장에서 의료인
과 보험회사가 함께 협력하여 선도적 적용을 지지하는 정책이라 보
인다. 반면 연구행위로 해석하는 경우, 근거창출조건부급여(Coverage
with Evidence Development) 혹은 유사 제도들이 해외사례들에 존재하
며 이는 연구의 입장에서 조성된 연구비 재원이 마련된 경우이다.
선진입 후평가를 통해 진입한 검사를 '연구'와 '검사' 둘 중 무엇으로
해석할 것인가. 제도는 우리나라의 전반적 의료 및 주변 환경과 수
준을 고려하여 만들어질 수 있다. 다만 의료인의 전문가 윤리적 고
민이 발생하지 않는 방향으로 고민해 주었으면 하는 바람이다.


3 Brill JV. What to do when there is no billing code. American
  Gastroenterological Association. [cited 2019 Jun 18] Available from:
  https://gastro.org/news/what-to-do-when-there-is-no-billing-code

PART 4

# 사회의 변화

# 14

# 보건의료 기술혁신에 따른
# 직업세계(일자리) 변화와 인적자원 정책

김동규

한국고용정보원 미래직업연구팀 연구위원
대통령직속 4차산업혁명위원회 혁신위원(전)
고용노동부 자격제도/NCS제도 개선 전문위원회 위원(현)
한국직업자격학회 이사

## Ⅰ 4차 산업혁명 특징을 중심으로 살펴본 보건의료 기술혁신

보건의료 분야는 4차 산업혁명 혁신기술 도입이 가장 활발히 추진되고 있는 분야 중 하나이다. 기존 의학 기술과 의료 시스템에 인공지능(AI), 빅데이터, 사물인터넷(IoT), 모바일, 로봇 등의 첨단기술을 융합하여 스마트병원, 원격진료, 정밀의료(precision medicine) 등 다양한 방향에서 새로운 가치와 혁신의 가능성이 현실화되고 있다.

4차 산업혁명은 디지털 대전환, 2차 정보혁명 등의 유사 개념과 중복되는 면이 있지만, 명칭이야 뭐가 됐든 초지능(Hyper-Intelligent), 초연결(Hyper-Connected), 초융합(Hyper-Convergence)의 3가지 핵심 특징과 지능화된 무인화·자동화(Unmanned & Automation), 수요중심(on-demand), 집분권화(Centralized Decentral structure) 등의 몇 가지 파생 특징들을 보인다. 이들 특징들은 보건의료 분야에도 고스란히 나타나고 있으며, 보건의료 분야의 직업세계 변화를 이해하는 데 유용하므로 사례 중심으로 간단히 살펴보고자 한다.

'초지능화'는 데이터를 기반으로 한 인공지능을 통해 복잡한 의료 시스템과 네트워크를 제어하여 스마트병원을 구현하는 것을 말한다. 의료진은 휴먼스케일을 넘어서는 분석과 연구를 할 수 있으며, 새로운 관점과 통찰력을 얻을 수 있다. 의사는 왓슨과 같은 인공지능을 활용하여 환자 진단과 치료법에 대한 신뢰를 확보할 수 있고, 타 전문분야에 대한 부족한 지식을 보충하여 더 정확한 진료를 할 수 있다.

'초연결'은 사물인터넷, 모바일, 웨어러블 기기 등의 기술을 사용하여 환자와 의료 장비 간, 의료 장비 상호 간 그리고 병원 상호 간에 네트워크를 구축하여 진료 정보를 공유하는 것을 말한다. 이를 통해 진단과 치료의 질을 높이고 환자의 안전성을 확보하며, 환자는 병원을 바꾸더라도 시간과 비용 낭비를 줄일 수 있다. 블록체인 기술을 기반으로 병원의 환자 데이터와 의료보험 데이터를 연결하면 보건행정의 투명성을 확보할 수 있다. 또 초연결 관련 기술은 포스트 코로나 시대에 원격진료, 원격근무 등의 비대면(Untact) 서비스를 실현하는 데 핵심 솔루션을 제공한다. 원격진료는 지방소멸 위기 지역이나 도서벽지를 중심으로 의료 서비스를 넓힐 수 있다. 원격근무는 의료진의 열악한 근무환경을 개선하고 감염 위험으로부터 보호하는 데도 일조할 수 있다.

'초융합'은 기존 의료 기술과 데이터에 인공지능, 빅데이터, 클라우드 컴퓨팅, 증강현실(AR)·가상현실(VR) 등의 기술을 접목하여 새로운 의료기기와 서비스를 개발하고 부가가치를 창출하는 것을 의미한다. 예를 들어, 인공지능, 빅데이터 등의 공통핵심기술과 의약품 개발기술, 건강의료 데이터를 접목하여 개별화된 의약품 개발이 가능하다.[1] 또 헬스케어 웨어러블 기기와 서비스, AR·VR과 3D 프린팅 기술을 활용한 진단·치료와 교육훈련 등도 가능하다.

다음으로 '지능화된 무인화·자동화'는 기존의 의료 장비와 설비에 인공지능과 ICT로봇 등을 접목하여 무인화와 자동화를 강화하는 것이다. 예를 들어, 약품 조제 자동화 시스템, 자동 비품관리 시스템, 병원용 물류 자동화 시스템, 혈액·소변 등의 검체튜브 자동이송과 진단검사 자동분석, 검사 정보의 체계적 관리를 수행하는 진단검사 자동화 시스템[2] 등이 더욱 지능화하고 있다. COVID-19의 확산으로 감염 환자의 상태 점검, 주사 투여에 로봇 투입이 시도되고 있다. 또 환자에게 의약품과 음식을 배송하는 로봇, 격리 및 야간 병동 모니터링 로봇, 환자 이송 로봇 등이 상용화할 것이다. 언젠가는 수술실에서는 간호사 대신 협동로봇이 의사를 도울지도 모르겠다. 무인화·자동화 기술은 의료 현장의 생산성을 높이고, 인력난을 해소하며, 전염으로부터 환자와 의료진을 보호하는데 큰 역할을 할 것으로 기대된다.

'수요중심'은 모바일과 온라인 플랫폼을 기반으로 수요자나 환자의 요구에 즉각 대응하여 의료 서비스를 제공하는 것으로 개별 수요에 대한 신속한 대응, 거래비용 감소, 정보의 비대칭 해소 등이 장점이다. 예를 들어, 개인맞춤 정밀의료는 환자마다 다른 유전체 정

---

1 「신산업 구조비전」(일본 경제산업성, 2016.6)
2 가천대 길병원, 을지대병원, 신촌세브란스병원 등에서 독일 지멘스의 '앱티오 오토메이션과 아텔리카 솔루션(Aptio Automation & Atellica Solution)'을 도입하고 있다.

보, 환경적 요인, 생활 습관 등을 분자 수준에서 종합적으로 분석하여 개별 환자에 맞는 최적의 치료 방법과 맞춤의약품을 처방하는 의료서비스이다.[3] 기계에 대한 예지정비(predictive maintenance)[4]를 하듯 개인맞춤형 예지진단(predictive diagnosis)도 시도되고 있다. 예지진단은 유전자 분석, 웨어러블 기기를 통해 생체정보를 수집·분석한 검진센터는 고객이 병에 실제 걸리기 전에 병원에 내원하여 정밀검진을 받도록 권유하는 것으로, 고령화에 따른 의료비 상승을 억제하는데 기여할 수 있다. 3D 프린팅 기술을 활용한 환자 맞춤형 수술도 일부 병원에서 실시되고 있다.[5] 그리고 질병의 종류와 진척 상황, 비용 등을 기준으로 의사와 환자에 대한 최적의 매칭을 해주는 '인공지능 기반 의료매칭 플랫폼'의 등장도 기대된다.

'집분권화'는 집권화와 분권화의 장점을 결합한 것으로, 모바일, 클라우드 컴퓨팅, 빅데이터 등의 기술발전으로 수많은 정보가 집중됨에 따라 경영진 또는 중앙통제센터는 강력한 집권적 권한을 가지며, 동시에 의료현장의 다수 전문가들 또한 의료 정보의 접근성이 높아짐에 따라 분권화된 권한과 자율성을 갖는 것을 말한다. 예를 들어, 이러한 특징은 분산적으로 이루어졌던 의료 활동이 더 효율적으로 통합될 수 있고, 또한 119구급요원(간호사)은 사고현장의 긴급한 상황에서 전송받은 환자 정보와 의사 또는 인공지능의 원격 지시

---

3 네이버 지식백과, 생화학백과, 생화학분자생물학회, 2020.10.25.
4 예지정비란, 엘리베이터, 터빈, 자동차 등에 부착한 스마트센서로부터 전송받은 진동, 온도, 전기신호 등의 데이터를 분석하여 기계가 고장나기 전에 부품교체 등의 유지보수를 하는 것이다.
5 서울아산병원은 3D 프린팅 신장모형을 통해 혈관과 종양 위치를 정확하게 파악하고, 신장암 수술 정확도를 높였다고 한다.

에 따라 지금보다 더 큰 권한을 갖고 의료행위를 할 수 있을 것이다.

COVID-19의 확산은 보건의료 분야의 혁신기술 개발과 도입을 더욱 촉진할 것으로 보인다. 세계 각국과 우리나라 보건 당국도 전체 시스템 구축과 제도 개선에 적극 나서고 있다. 초고령사회6와 포스트 코로나 시대를 대비하고 열악한 근무환경과 부족한 의료 인력을 고려한다면 혁신기술 도입은 고용시장 측면에서도 필요하다.

## Ⅱ 보건의료 분야의 일자리 전망과 직업세계 변화

한국고용정보원의 「중장기 인력수급 전망 2018~2028」에 따르면, 보건업 취업자 수는 2013년 833천 명에서 2018년 1,078천 명으로 245천 명 증가해 연평균 5.3%의 높은 취업자 수 증가율을 기록하였다. 전망 기간인 2018~2028년에는 연평균 2.4%(292천 명)의 취업자 수 증가가 예상되어, 2028년에는 1,370천명이 될 것으로 예상된다. 보건업 취업자 수 증가율은 전 산업의 연평균 0.5%에 비해 대단히 높은 것이며, 전 산업 대비 보건업 취업자 수 비중 또한 2013년 3.29%, 2018년 4.02%에서 2028년 4.87%로 상승될 것으로 예측된다.

이상과 같이 보건의료 분야의 고용전망은 밝은 편이다. 이는 인구 고령화, 경제성장 및 생활수준 향상, 건강과 미용에 대한 관심 증가, 보건의료 재정 확대 등의 요인에 기인한다. 앞으로 환경오염과

6 65세 이상 고령인구가 총인구에서 차지하는 비율이 20% 이상인 사회

표 14-1 보건업 취업자 수 전망(2018~2028)

| 산업명* | 취업자 수(천 명) | | | | 취업자 증감 수(천 명) | | | | 취업자 수 증가율(연평균, %) | | | | 전 산업대비 비중(%) | | | |
|---|---|---|---|---|---|---|---|---|---|---|---|---|---|---|---|---|
| | 2013 | 2018 | 2023 | 2028 | 2013~2018 | 2018~2023 | 2023~2028 | 2018~2028 | 2013~2018 | 2018~2023 | 2023~2028 | 2018~2028 | 2013 | 2018 | 2023 | 2028 |
| 전 산업 | 25,299 | 26,822 | 27,863 | 28,104 | 1,523 | 1,041 | 240 | 1,282 | 1.2 | 0.8 | 0.2 | 0.5 | 100.0 | 100.0 | 100.0 | 100.0 |
| 보건업 | 833 | 1,078 | 1,254 | 1,370 | 245 | 176 | 116 | 292 | 5.3 | 3.1 | 1.8 | 2.4 | 3.29 | 4.02 | 4.50 | 4.87 |
| 병원 | 460 | 609 | 710 | 779 | 149 | 100 | 69 | 169 | 5.8 | 3.1 | 1.9 | 2.5 | 1.82 | 2.27 | 2.55 | 2.77 |
| 의원 | 330 | 409 | 474 | 516 | 79 | 65 | 42 | 106 | 4.4 | 3.0 | 1.7 | 2.3 | 1.30 | 1.53 | 1.70 | 1.83 |
| 공중 보건 의료업 | 30 | 37 | 43 | 46 | 7 | 6 | 3 | 9 | 4.5 | 2.8 | 1.5 | 2.2 | 0.12 | 0.14 | 0.15 | 0.16 |
| 기타 보건업 | 13 | 22 | 27 | 29 | 9 | 5 | 2 | 7 | 11.6 | 4.1 | 1.6 | 2.8 | 0.05 | 0.08 | 0.10 | 0.10 |

주: * 한국표준산업분류 10차 개정
** 보건업 하위에는 병원, 의원, 공중보건의료업, 기타 보건업 등 4개 산업 소분류로 구분
출처: 경제활동인구조사(통계청), 중장기 인력수급 전망 2018~2028(한국고용정보원, 2019)

기상이변에 따라 질병이 빈발하면 보건의료 분야 인력 수요는 더욱 증가할 것으로 예상된다.

보건의료 분야에는 다양한 직업 종사자들이 있다. 2018년 기준, 간호사가 19만 5천 3백 명으로 가장 많고, 의사는 10만 2천 5백 명, 치과의사는 2만 5천 8백 명, 한의사는 2만 8백 명, 약사는 3만 7천 8백 명이다. 의료기사 범주에 속하는 물리치료사는 3만 8천명, 작업치료사는 6천 8백 명이며, 기타 임상병리사, 방사선사, 치과기공사, 치과위생사 등이 있다. 그 외에 보건의료 인력에는 보건의료정보관리사, 안경사,7 정신보건임상심리사, 의지보조기기사, 응급구조사, 간호조무사, 언어재활사, 요양보호사 등이 있다(국민건강보험공단의 [2018 지역별 의료이용 통계 연보]).

이들 직업 종사자들은 4차 산업혁명의 영향 아래에 있다. 일자리와 직업구조 변화에 영향을 미치는 동인(drives)에는 인구구조, 글로벌화, 경제, 환경, 법ㆍ제도 등이 있지만, 무엇보다 기술발전의 파급력이 가장 크다. 최근 보건의료업계에서 혁신기술 도입에 적극 나서고 있기 때문에 이들 직업 종사자들도 일자리와 업무 내용, 교육훈련 측면에서 변화가 불가피할 것으로 보인다.

첫째, 일부 직종에서 기계8에 의한 노동력 대체(labour substitution)가 일어날 것이다. 앞에서 살펴보았듯이 보건의료 분야의 전체 일자리는 고령화, 건강에 대한 관심 증가 등으로 증가할 것으로 전망되지만, 일부 직종에서는 일부 직무의 기계 대체, 생산성 증가 등으로

---

7 [의료기사 등에 관한 법률]은 의료기사 외에 보건의료정보관리사, 안경사에 대한 자격과 업무범위도 규정하고 있다.

8 본고에서 기계의 의미에는 일반적 기계장비, 로봇, 컴퓨터 외에 인공지능, 컴퓨터, SW 등을 포괄한다.

전체 일자리의 감소가 일어날 수 있다. 보건의료 직종은 대체적으로 업무 수행과정에서 사람의 신체와 감정을 대상으로 하고, 상황에 따라 유연하게 대처해야 하는 비정형적인 직무(tasks)가 많기 때문에 제조업의 부품조립원이나 부품검사원과 같이 매뉴얼에 따라 반복적인 직무를 하는 직종에 비해 기술의 영향력이 적을 것이다.9 하지만, 조직검사 등과 같이 반복적인 직무는 기계로 대체될 가능성이 높다. 임상병리사는 병원들이 진단검사 자동화 시스템을 속속 도입함에 따라 일자리가 줄어들 가능성이 있다. 또 의료영상 판독과 품질관리 업무를 하는 영상의학과 전문의는 인공지능의 활용으로 생산성이 높아짐에 따라 일자리에 부정적 영향을 받을 수 있다. 다만, 전산화단층촬영장비(CT) 등 의료영상에 대한 수요가 증가할 것으로 예상되기 때문에 실제 일자리 감소로 이어지는 것은 제한적으로 보인다.

둘째, 의료 업무의 디지털화, 기계화로 의료진의 업무(tasks) 중 일부에 변화가 생길 것이며, 그에 따라 요구되는 역량(competency)이 달라질 수 있다. 이미, 병원현장에서 의료데이터의 관리 및 분석이 점차 중요해지면서 국가자격인 '의무기록사'는 '보건의료정보관리사'로 명칭과 업무 내용이 바뀐바 있으며, 건강보험심사평가원은 '보건의료정보분석사'라는 사내자격을 운영하고 있다. 근미래에 의사는 인공지능 솔루션과 의료 데이터를 잘 다루어야 유능한 의사로 인정받을지 모르겠다. 감염 환자의 상태 점검, 주사 투여 등에 로봇이 사

9 보건의료 분야에서 자동화 가능성은 의사보조(Physician Assistants)가 14.0%로 가장 높고 간호사(Registered Nurses)는 0.90%, 의사(Physicians and Surgeons)는 0.42%이며, 작업치료사는 0.35%로 가장 낮다. 이는 다른 분야에 비해 매우 낮은 수준이다(Carl Benedikt Frey and Michael A. Osborne, 'THE FUTURE OF EMPLOYMENT: HOW SUSCEPTIBLE ARE JOBS TO COMPUTERISATION?', September 17, 2013).

용된다면 간호사는 디지털 장비를 활용하여 로봇을 원격으로 조종하고 로봇에 달린 카메라로 환자를 모니터링하는 직무가 추가될 것이다. 조만간 치과기공사는 3D 프린터와 모델링을 필수로 수행할 수 있어야 하고, 그들 중 일부는 생체 3D프린터를 활용하여 '귀' 같은 인체조직을 제작하는 직종으로 경력개발이 가능할 수도 있을 것이다.

셋째, 보건의료 분야에서 새로운 비즈니스와 신직업이 활발히 등장할 것이다. 유전자분석을 통한 개인맞춤 헬스케어 서비스, 웨어러블 기기와 보건의료 빅데이터를 활용한 건강서비스 등에 뛰어든 스타트업이 증가하고 있다. 그 외에 보건의료 의료용 로봇, 인공지능 기반 의료 플랫폼, 바이오제약 등 신산업의 성장이 기대된다. 따라서 이들 신산업을 선도할 창의적 융합 능력을 갖춘 전문인력에 대한 수요도 증가하고 있다. 많은 전문가들이 앞으로 COVID-19와 같은 전염병이 더 자주 창궐할 것으로 예측하고 있고, 세계 각국과 기업들도 이에 적극적으로 대응할 것이므로 감염병전문가, 생명공학자, 의약품연구원 등과 같은 전문가에 대한 인력수요도 증가할 것이다.

## III  보건의료 분야의 인적자원 정책 방향

4차 산업혁명은 정보화에서 더 나아가 지능화를 특징으로 하기 때문에 이전의 산업혁명에 비해 경제·사회는 물론 노동시장에도 더 큰 파급력을 미칠 것으로 예상된다. 보건의료계의 글로벌 경쟁력을

키우고, 종사자들이 큰 변화의 파고를 슬기롭게 넘기도록 돕기 위해
서는 정책 당국과 지자체는 물론 보건의료 관련 단체들이 미래 예측
과 비전을 바탕으로 체계적으로 대응할 필요가 있다. 특히,
COVID−19 등의 전염병은 비대면 서비스에 대한 수요를 높여 보건
의료 분야에도 디지털 전환을 가속화할 것이므로 대면 업무가 많은
보건의료 분야에서도 적극적 대응이 필요하다. 다음은 혁신기술 도
입에 따른 보건의료 분야의 직업세계 변화에 대응하기 위한 방안을
인적자원 측면에서 살펴보았다.

첫째, 보건의료 분야의 기술혁신을 반영한 재교육·훈련 프로그
램 개발과 운영 확대가 필요하다. 병원의 스마트화, 디지털화에 대응
하여 보건의료 인력들이 필요한 지식과 기술, 태도를 습득하여 역량
을 향상할 수 있도록 지원해야 한다. 의료현장의 미래 직무분석을
바탕으로 의료서비스 전달체계의 발전, 첨단 의료장비의 활용, 의료
데이터 분석 등의 수요를 도출하고, 이를 대학 커리큘럼 개편, 사내
교육과정 운영 등에 반영할 필요가 있다. 과거 역사에서 볼 때 단기
적으로는 기술이 노동력을 대체하지만 결국은 인간이 새로운 기술을
활용하여 생산성을 높였듯이, 보건의료 종사자들도 생산성과 역량
향상을 위해 혁신기술 활용에 적극 나서야 한다.

둘째, 미래 의료수요 및 성장가능성이 큰 분야에 대한 인재 육
성을 체계적으로 추진해야 한다. 앞으로 치료 외에 질병 예방, 건강
관리를 포괄하는 헬스케어 시장의 급성장이 전망된다. 기술발전이
될수록 생산성과 부가가치 창출은 노동력보다 의료장비 및 시스템
등 자본의 비중이 커진다. 따라서 의학 지식에 ICT 등의 기술을 접
목하여 새로운 제품과 서비스를 개발하고 사업화를 이끌 수 있는 창

의·융합적이며 창업가 마인드를 가진 인재 육성이 필요하다. 의학 연구자, 의공학엔지니어, 의료데이터 사이언티스트, 유전체분석가 등 다양한 직종에서 활약할 인재가 필요하다. 전염병 창궐과 같은 불확실성에 대비하여 감염병전문가에 대한 수요도 증가할 것이다. 우수한 인재들이 임상 분야에만 머물지 말고 다양한 분야에서 의학적 역량을 발휘할 때 우리나라 보건의료 산업은 'K-의료'로 글로벌 시장에 우뚝 설 것이다. 의학과 공학기술 융합에 관심이 있는 학생들에게는 보건의료 지식·기술 외에 ICT, 빅데이터 분석, 비즈니스, 의공학, VR/AR 등에 대해 교육 기회가 충분히 제공되어야 한다. 신산업 분야에서 활약할 전문인력 양성에 많은 시간과 비용이 소요되기 때문에 장기적 계획 하에 신속히 추진되어야 한다. 대학과 정부도 이들의 창업을 위해 기술적, 재정적, 행정적으로 적극 지원해야 한다.

셋째, 미래 사회 변화에 대응하여 의료전달 체계와 보건의료 인력의 미래 구성이 적절한지 검토하고, 필요하다면 인적구성의 조정이 필요할 것이다. 지방의 경우, 고령화로 의료 수요가 증가하는 한편으로 인구감소에 따른 지방소멸이 동시에 이루어지고 있는데, 이에 대해 '보편적 보건의료 서비스'를 어떻게 제공할 것인지에 대한 사회적 고민이 필요하다. 방안으로서 원격진료, 의약품 드론택배 등이 검토되고 있는데, 그 외에도 보건의료 인력의 지역별 구성도 검토 항목에 포함되어야 할 것이다.

## ••15
# 고령화패널을 이용한 만성질환자의
# 증가 추이 및 특성 분석

김형래·김은영

한국고용정보원

---

## I 고령화연구패널 소개

### 1. 목적

고령화 인구 증가는 중증질환자를 껴안고 간다. 질환자의 증가는 의료비의 증가로 이어지기 때문에 이러한 추이를 살펴볼 필요가 있다. 또한 질환에 따라 증가의 속도가 다르며, 성별에 따라서도 차이를 살펴본다. 한국고용정보원에서 조사하는 고령화연구패널 자료를 이용하여, 고령시대 중고령자의 건강정보를 확인하고 특성을 파악하고자 한다.

### 2. 조사 개요와 데이터 설명

고령화연구패널 조사는 고령자의 사회, 경제, 심리, 인구학적 특성 및 건강상태 등을 종단으로 측정·파악하여 효과적인 사회경제정책을 수립하는 데에 활용될 기초자료를 생산하는 데에 목적이 있다. 원표본은 2006년 제주도를 제외한 전국의 만 45세 이상자(1961년 이

•• 표 15-1   고령화조사 표본 유지율(단위: 명, %)

| 조사연도 | | 패널(A) | 조사성공 패널(B+C) | 생존자 조사성공 패널(B) | 사망자 조사성공 패널(C) | 미조사 사망자 누적치(D) | 표본유지율 (B+C)/A |
|---|---|---|---|---|---|---|---|
| 기본 1차('06) | | 10,254 | 10,254 | 10,254 | – | – | 100.0 |
| 기본 2차('08) | | 10,254 | 8,875 | 8,688 | 187 | 66 | 86.6 |
| 기본 3차('10) | | 10,067 | 8,229 | 7,920 | 309 | 100 | 81.7 |
| 기본 4차('12) | | 9,758 | 7,813 | 7,486 | 327 | 112 | 80.1 |
| 기본 5차('14) | | 10,436 | 8,387 | 7,949 | 438 | 142 | 80.4 |
| | 기존 | 9,431 | 7,467 | 7,029 | 438 | 142 | 79.2 |
| | 신규 | 1,005 | 920 | 920 | 0 | 0 | 91.5 |
| 기본 6차('16) | | 9,913 | 7,893 | 7,490 | 403 | 167 | 79.6 |
| | 기존 | 8,993 | 7,015 | 6,618 | 397 | 167 | 78.0 |
| | 신규 | 920 | 878 | 872 | 6 | 0 | 95.4 |
| 기본 7차('18) | | 9,510 | 7,491 | 6,940 | 551 | 142 | 78.8 |
| | 기존 | 8,596 | 6,674 | 6,136 | 538 | 141 | 77.6 |
| | 신규 | 914 | 817 | 804 | 13 | 1 | 89.4 |

전 출생) 중 임의 표집된 10,254명이다. 이들을 대상으로 격년 주기의 기본조사가 진행되어, 현재까지 7차에 걸친 추적조사가 완료되었다. 5차 조사에서는 1962년, 1963년생 920명 표본을 신규로 추가하였다. 2006년 원표본은 기존패널, 5차의 추가표본에 대해서는 신규패널이라고 한다. 기존패널의 표본 유지율은 7차 추적조사 결과 77.6%로 안정된 추세를 보였고, 분석할 수 있는 유효 표본수는 6,136명이다. 신규패널의 경우 현재까지 세 번 조사가 진행되었으며 표본유지율은 89.4%, 유효표본은 804명이다. 따라서, 7차 기본조사에 참여한 통합 표본(기존 + 신규패널)은 6,940명이다(표 15-1).

설문내용은 가구배경, 인적속성, 가족, 건강, 고용, 소득과 소비, 자산, 주관적 기대감과 삶의 질, 사망자 설문으로 광범위한 범위에서 문항이 구성되었다. 특히, 건강영역에서는 건강상태, 일상생활 수행 능력(ADL) 및 간병수발자, 인지력 및 신체능력, 건강보험이용, 노인

장기요양보험제도 및 노인돌봄서비스 이용 실태 등을 다루고 있다.

## II  만성질환자 증가 추이

### 1. 만성질환자의 유병률 비중

45세 이상의 코호트 집단의 질병이 어떻게 변해가는지를 살펴
보았다. [표 15-2]는 전체 조사대상자를 대상으로 코호트에 따른
만성질환자의 유병률 비중을 살펴본 결과이다. 조사자 집단이 나이
가 들어감에 따라 모든 질병의 발병률이 증가하는 것을 볼 수 있다.
만성질환 중 유병률이 가장 높은 것은 고혈압 진단을 받은 경우로서
1차 조사 당시 처음 진단받은 환자가 24.3%에서, 이후 조사에서는 2

•• 표 15-2 만성질환 유병률 비율(전체)

| 질환명 | 1코호트 | 2코호트 | 3코호트 | 4코호트 | 5코호트 | 6코호트 | 7코호트 |
|---|---|---|---|---|---|---|---|
| (a) 고혈압 | 0.243 | 0.287 | 0.333 | 0.366 | 0.400 | 0.425 | 0.426 |
| (b) 당뇨병 | 0.106 | 0.124 | 0.140 | 0.154 | 0.173 | 0.190 | 0.195 |
| (c) 암 및 악성종양 (경미 피부암 등 제외) | 0.021 | 0.029 | 0.036 | 0.045 | 0.053 | 0.061 | 0.065 |
| (d) 만성 폐질환 | 0.019 | 0.023 | 0.025 | 0.027 | 0.029 | 0.030 | 0.030 |
| (e) 간질환(지방간 제외) | 0.017 | 0.022 | 0.025 | 0.028 | 0.031 | 0.033 | 0.035 |
| (f) 심장질환 | 0.040 | 0.051 | 0.061 | 0.070 | 0.079 | 0.086 | 0.087 |
| (g) 뇌혈관질환 | 0.027 | 0.033 | 0.037 | 0.041 | 0.046 | 0.053 | 0.054 |
| (h) 정신과적 질환관련 | 0.021 | 0.027 | 0.032 | 0.037 | 0.042 | 0.045 | 0.048 |
| (i) 관절염 및 류마티스 | 0.137 | 0.17 | 0.19 | 0.202 | 0.216 | 0.228 | 0.224 |

*한 명의 환자는 복수의 질병에 걸릴 수 있음

차 28.7%, 3차 33.3%, 4차 36.6%, 5차 40.0%, 6차 42.5%, 7차 42.6%
로 가장 높게 나타났다. 증가율 역시 차수별 평균 0.1%p에서 4.6%p
까지 가장 높다.

## 1. 성별에 따른 유병률 차이

　성별에 따라 만성질환을 앓고 있는 환자들의 특성 차이를 살펴
보았다. 2차 코호트에서 여성/남성의 비(오즈)를 살펴보았다. 오즈가
1보타 클 경우에는 여성이 남성보다 발병확률이 높다는 것을 의미하
고, 반대로 1보다 작을 경우에는 여성의 발병률이 남성보다 낮다.
　이러한 측면에서 여성이 남성보다 가장 높게 걸리는 질병을 순
차적으로 살펴보면 (i) 관절염 및 류마티스가 3.67로 남성에 비해
3~4배 발병확률이 늘고, 다음으로 (h) 정신과적 질환관련(1.59) 질환

•• 표 15-3　성별에 따른 발병률 차이 비교(단위: 명, %)

| 질환명 | 증감율<br>(7차-2<br>차)/2차 | 남성<br>발병률<br>(2차) | 여성<br>발병률<br>(2차) | 남성<br>발병률<br>(7차) | 여성<br>발병률<br>(7차) | 여성/남성<br>(2차) | 여성/남성<br>(7차) |
|---|---|---|---|---|---|---|---|
| (a) | 0.26 | 0.26 | 0.31 | 0.40 | 0.45 | 1.20 | 1.11 |
| (b) | 0.34 | 0.13 | 0.12 | 0.20 | 0.19 | 0.93 | 0.94 |
| (c) | 0.90 | 0.03 | 0.03 | 0.06 | 0.07 | 1.17 | 1.34 |
| (d) | 0.07 | 0.03 | 0.02 | 0.03 | 0.03 | 0.72 | 1.03 |
| (e) | 0.34 | 0.03 | 0.02 | 0.05 | 0.03 | 0.54 | 0.57 |
| (f) | 0.44 | 0.05 | 0.06 | 0.08 | 0.09 | 1.19 | 1.12 |
| (g) | 0.39 | 0.04 | 0.03 | 0.06 | 0.05 | 0.70 | 0.77 |
| (h) | 0.49 | 0.02 | 0.03 | 0.04 | 0.06 | 1.63 | 1.59 |
| (i) | 0.12 | 0.07 | 0.26 | 0.09 | 0.34 | 3.91 | 3.67 |

*차수별 횡단가중치 적용

의 순서로 발병률이 높다.

반대로 남성이 여성보다 빈번하게 걸리는 질병은 (e) 간질환(지방간 제외)(0.57)과 (g) 뇌혈관질환(0.72)의 순서로 발병률이 높다.

2차와 7차 코호트를 비교하여 성별에 따른 발병 차이가 바뀐 질병도 있다. (d) 만성 폐질환은 2차 코호트에서는 0.72로 남성의 발병이 보다 높았지만, 7차 코호트에서는 1.03으로 거의 비슷하게 나타났다.

## Ⅲ 유병률과 자산규모와의 관계

### 1. 유병률과 평균자산

질병과 순자산과의 관계를 살펴보았다. 순자산의 규모에 따라 질병의 종류도 차이를 보일 것으로 예상하기 때문이다.

자산과 발병률의 공간에 각각의 질환의 코호트에 따른 변화를 살펴본 결과는 다음과 같다.

(c) 암 및 악성종양(경미 피부암 등 제외) 질환자(7코호트, 31,019만원)가 평균 순자산이 가장 높았다. 반면에 (h) 정신과적 질환관련 질환자(7코호트, 22,789만원)가 가장 자산 규모가 낮은 점이 두드러진다.

•• 표 15-4   코호트별 chronic별 평균 자산(단위: 만원)

| 질환명 | 2코호트 | 3코호트 | 4코호트 | 5코호트 | 6코호트 | 7코호트 |
|---|---|---|---|---|---|---|
| (a) 고혈압 | 17360 | 19403 | 20703 | 21917 | 24820 | 26826 |
| (b) 당뇨병 | 16571 | 18084 | 19903 | 21499 | 23622 | 25303 |
| (c) 암 및 악성종양 (경미 피부암 등 제외) | 21617 | 21519 | 23824 | 23231 | 26504 | 31019 |
| (d) 만성 폐질환 | 15473 | 14047 | 16512 | 18391 | 21117 | 22673 |
| (e) 간질환(지방간 제외) | 16482 | 14768 | 17469 | 18906 | 23583 | 26618 |
| (f) 심장질환 | 18842 | 19094 | 19228 | 21329 | 25924 | 25048 |
| (g) 뇌혈관질환 | 17127 | 17056 | 20203 | 20764 | 22760 | 23372 |
| (h) 정신과적 질환관련 | 11191 | 14864 | 15601 | 16468 | 18535 | 19009 |
| (i) 관절염 및 류마티스 | 14623 | 15301 | 16846 | 18633 | 20307 | 22789 |

\* 1코호트에는 순자산이 조사되지 않음

•• 그림 15-1   chronic별 자산과 발병률의 변화(전체)

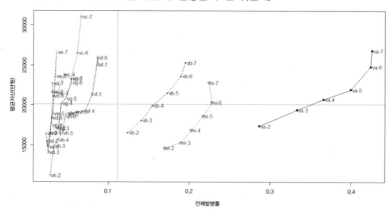

## 2. 성별에 따른 만성질환 발병률 추이

자산과 발병률은 여성을 별도 구분하여 본 결과, (i) 관절염 및 류마티스 질환자가 남성에 비해 발병률이 높았다.

•• 그림 15-2   여성발병률과 평균자산 비교

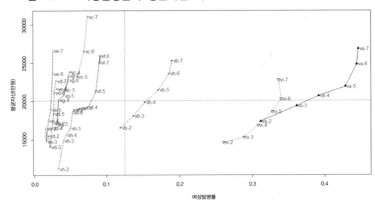

## Ⅳ 결론 및 시사점

첫째, 만성질환자의 증가추이를 살펴보면, 간질환, 암이 점차적으로 빠르게 증가하는 경향을 보인다. 그중에서도 고혈압 환자는 지속적으로 가장 높은 비중을 보이고 있다.

둘째, 만성질환 발병률은 성별에 따라 차이를 보인다. '관절염 및 류마티스'는 여성이 남성에 비해 3~4배 발병확률이 높고, '정신과적 질환'은 남성에 비해 1.6배 발병률이 높다. 반대로 남성은 여성보다 간질환과 뇌혈관질환의 순서로 발병률이 높다. 성별에 따른 건강관리 및 질병대비책이 요구된다.

셋째, 자산규모와 유병률에는 관계가 있다. 대체적으로 자산이 많은 사람이 걸리는 병은 암질환인 경우가 많고, 정신과적 질환에 걸리는 사람들은 자산이 낮은 경우가 많다. 일반화에 대한 우려가 있으나, 자산규모에 따라 만성질환 유병률 차이가 두드러짐으로 집단별 특성에 맞는 선별적인 의료정책 지원이 요구된다. 인구 고령화에 따라 의료보장 정책 마련을 위한 심도 깊은 연구가 필요한 때이다.

고령화연구패널 자료는 국제 비교가 가능하다. 한국과 유사하게 중고령 패널조사를 실시하고 있는 미국 HRS, 영국 ELSA, 유럽 SHARE 등 데이터를 활용한 비교연구를 통해 저소득집단과 정신질환자의 관계, 이들에 대한 의료 지원대책 마련을 위한 추가 연구를 제언한다.

# 저자소개

## 저자(가, 나, 다 순)

김남국
대한의학회 임상진료지침실행위원회, 울산의대 융합의학교실, 서울아산병원 융합의학과

김동규
한국고용정보원 미래직업연구팀 연구위원, 대통령직속 4차산업혁명위원회 혁신위원
(전), 고용노동부 자격제도/NCS제도 개선 전문위원회 위원(현), 한국직업자격학회 이사

김은영
한국고용정보원

김형래
대한의학회 임상진료지침실행위원회, 한국고용정보원

김홍진
대한의학회 임상진료지침실행위원회, 하이케어넷㈜ COO/전무이사, ㈜인성정보 헬스
케어사업부 본부장

남기창
동국대학교 의과대학 의공학교실

박성호
울산대학교의과대학 영상의학교실, 서울아산병원 영상의학과

양현종
대한의학회 임상진료지침실행위원회, 순천향대학교의과대학 소아청소년과학교실, 순천
향대학교부속 서울병원 소아청소년과

이유경
대한의학회 임상진료지침실행위원회, 순천향대학교의과대학 진단검사의학교실, 순천향
대학교부속 부천병원 진단검사의학과

이창범
김장법률사무소 고문, 동국대학교 국제정보대학원 객원교수, 대한의학회 임상진료지침
실행위원회 멤버, 국무조정실 신산업규제혁신위원회 ICT융합분과위원장

장성구
제23대 대한의학회 회장

정상태
법무법인 율촌

한경자
가톨릭대학교의과대학 진단검사의학교실, 서울성모병원 진단검사의학과

한준희
㈜UIMD 기술고문, POSTECH 명예교수

혁신기술과 차세대의료

| | |
|---|---|
| 초판발행 | 2021년 3월 15일 |
| 지은이 | 사단법인 대한의학회 |
| 펴낸이 | 안종만·안상준 |
| 편 집 | 전채린 |
| 기획/마케팅 | 조성호 |
| 표지디자인 | 이미연 |
| 제 작 | 고철민·조영환 |
| 펴낸곳 | (주)박영사 |
| | 서울특별시 금천구 가산디지털2로 53, 210호(가산동, 한라시그마밸리) |
| | 등록 1959. 3. 11. 제300-1959-1호(倫) |
| 전 화 | 02)733-6771 |
| f a x | 02)736-4818 |
| e-mail | pys@pybook.co.kr |
| homepage | www.pybook.co.kr |
| ISBN | 979-11-303-1268-2  93510 |

copyright©사단법인 대한의학회, 2021, Printed in Korea

정 가    12,000원